H. Jahrmärker · V. H. Heimsoth ·
D. Loew · N. Rietbrock · S. Kubin

Herz- und Kreislauferkrankungen

H. Jahrmärker · V. H. Heimsoth
D. Loew · N. Rietbrock · S. Kubin

Herz- und Kreislauferkrankungen

Springer Fachmedien Wiesbaden GmbH

ISBN 978-3-528-07947-5   ISBN 978-3-663-14091-7 (eBook)
DOI 10.1007/978-3-663-14091-7

Alle Rechte vorbehalten
© Springer Fachmedien Wiesbaden 1988
Ursprünglich erschienen bei Friedr. Vieweg & Sohn Verlagsgesellschaft mbH, Braunschweig 1988.

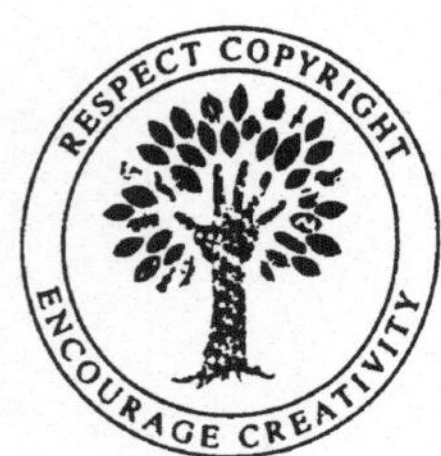

Inhaltsverzeichnis

Vorwort

Die Behandlung der Angina pectoris, der Hypertonie und der chronischen Herzinsuffizienz ist nach wie vor eine Herausforderung an den Arzt. Das Bestreben muß darauf gerichtet sein, die Behandlungsziele in jedem Einzelfall klar zu definieren, um für den Patienten einfache und verständliche Maßnahmen treffen zu können.

Die Angina pectoris ist ein unzuverlässiges Signal, welches bei leichten Ischämien unempfindlich zu sein scheint. Ziel der antiischämischen Therapie ist daher nicht nur die Beseitigung der Angina, sondern die möglichst vollständige Verhütung aller Ischämien. Dabei ist eine nur symptom-orientierte Therapie lückenhaft. Sie muß durch Belastungsteste und Langzeit-EKG objektiviert werden.

Bei der Hypertoniebehandlung ist zwischen der Therapie der milden, der mittelschweren und schweren Form zu unterscheiden. Die Verordnung eines Antihypertonikums hat sich an seinem Nutzen-Risikoprofil zu orientieren. Je leichter der Hochdruck, um so größer sollte das Verhältnis von Nutzen und Risiko sein. Schleifendiuretika sind den Thiaziddiuretika in der Langzeitbehandlung überlegen. Sie erhöhen gegenüber den Thiaziddiuretika das Glomerulumfiltrat. Ebenso werden Kaliumverluste und Hyperglykämien häufig weniger beobachtet.

Stellt man in der Praxis zwangsläufig die Frage nach einer risikoarmen und kostengünstigen Behandlung der chronischen Herzinsuffizienz, so sind Digitalisglykoside nach wie vor das Fundament der Therapie. Wie Auslaßversuche gezeigt haben, geht bei bis zu 80 % der Patienten die symptomatische Besserung des Krankheitsbildes auf die Glykosidwirkung zurück. Ebenso prompt, zuverlässig und relativ risikoarm ist die Therapie mit Diuretika in der Primärbehandlung oder in der Sekundärbehandlung, wenn die kongestiv-bedingten Beschwerden wie Kurzatmigkeit, Leberstauung und periphere Ödeme durch Digitalisglykoside allein nicht gebessert werden. Auch hier sollten Schleifendiuretika wegen ihrer zusätzlichen Dilatation der venösen Kapazitätsgefäße und ihrer Wirkung bei ausgeprägter pulmonaler Kongestion vorrangig eingesetzt werden.

Die Basis der Anwendung von ACE-Hemmstoffen (Captopril und Enalapril) sind die Anpassungs- und Kompensationsmöglichkeiten des Kreislaufs, die den Verlauf einer chronischen Herzinsuffizienz bestimmen. Die Notwen-

digkeit einer vasodilatatorischen Therapie ist darin zu sehen, daß mit einer Erhöhung des arteriolären Gefäßwiderstandes auch eine Erhöhung der Nachbelastung des Herzens verbunden ist, die wegen der schon bestehenden geringen Auswurfleistung des linken Ventrikels zu einer zusätzlichen Abnahme des Schlagvolumens führen muß. Die Prognoseverbesserung ist in der Gruppe der Vasodilatatoren als Monotherapie für die ACE-Hemmstoffe und zwar nur für die Patienten mit schwerer Herzinsuffizienz gesichert. Es handelt sich um Patienten, die durch die Therapie mit Herzglykosiden und Diuretika nicht mehr ausreichend behandelt werden können. Die Verbesserung der Prognose im Stadium der leichten Herzinsuffizienz durch rechtzeitige Gabe von Digitalisglykosiden, Diuretika oder ACE-Hemmstoffe ist wahrscheinlich, aber durch klinische Studien nicht zu belegen.
Die Vielschichtigkeit der therapeutischen Möglichkeiten kritisch herauszuarbeiten war das Anliegen der Autoren. Persönliche Erfahrungen und Vorgehensweisen fanden daher ihren besonderen Niederschlag.

Für die Verfasser
N. Rietbrock

Probleme und aktueller Stand der Angina pectoris-Therapie

H. Jahrmärker

Bei der Therapie der Angina pectoris besteht Anlaß, eine ganze Reihe von Fragen neu zu diskutieren. In Tabelle 1 sind derartige Problemkreise aufgeführt, die hier besprochen werden sollen.

Zunächst stellt sich die entscheidende Frage: Habe ich genug für den Patienten getan, wenn ich ihm Tabletten gegeben und seine Angina beseitigt habe? Es handelt sich also um die Frage der Therapieziele, über die wir uns klar werden müssen. Es geht nicht nur um die Beseitigung der Beschwerden, sondern auch darum, den Patienten vor kardialen Komplikationen zu bewahren und seine Prognose zu verbessern. Die Erkenntnis, daß eine stumme, schmerzlose koronare Ischämie häufiger ist als bisher angenommen wurde, läßt auch diese Frage in neuem Licht erscheinen. Damit ändert sich auch die Durchführung der medikamentösen Therapie, deren Wirksamkeit nicht nur nach der Symptomatik beurteilt werden kann, sondern durch Symptom-unabhängige Methoden mittels Belastungstests und möglichst auch Langzeit-ST-Strecken-Analyse kontrolliert werden muß. Wenn das nicht möglich ist, bleibt als Ausweg übrig, vorsichtshalber eine hohe, möglicherweise überschießende Dosierung zu wählen. Außerdem stellt sich die Frage, ob man nur mit einem Koronarmittel beginnen soll und ein zweites nur dann hinzuzugeben braucht, wenn das erste „nicht ausreicht", und wie überhaupt vorgegangen werden soll, um einen 24-Stunden-Schutz vor Ischämien zu erreichen. Eine Nitrattoleranz läßt sich heute umgehen, und für die Kombination mehrerer Koronarmittel lassen sich rationale Gesichtspunkte aufstellen, welche die Wirkungscharakteristik der Substanzen und die Besonderheiten des Einzelfalls zur Grundlage haben.

Neu überdacht werden muß die Stellung der schweren instabilen, progressiven Angina, nachdem klar geworden ist, daß ihre Pathogenese sich von der der sporadischen Angina wesentlich unterscheidet und vielmehr dem Infarkt nahesteht. Zum Vorgehen bei diesem Notfall gibt es neue, z.T. noch nicht endgültige Befunde.

1

Beim heutigen Stand muß unser Bestreben generell darauf gerichtet sein, besonders gefährdete Patienten zu identifizieren, und hier — unter Umständen auch aggressiv — einzugreifen. Nicht weniger wichtig ist es, sich bei günstigem Risiko auf einfache Maßnahmen zu beschränken. Insgesamt sollte also stärker differenziert werden, ähnlich wie auch beim Zustand nach Herzinfarkt.

Tab. 1: Problemkreise bei der Therapie der Angina pectoris

---

1. **Therapie-Ziele: Habe ich genug für den Patienten getan, wenn ich seine Beschwerden beseitigt habe?**
   Manifestationsformen der koronaren Herzkrankheit
   Symptom-orientierte oder Krankheits-orientierte Therapie?
   Wovon hängt die Prognose ab?

2. **Das Vorkommen von schmerzlosen („stummen") Ischämien**
   Die Bedeutung des Problems
   Die Konsequenzen für das therapeutische Vorgehen
   Die Wirksamkeit der Therapie muß durch objektive Ischämie-Tests kontrolliert werden!

3. **Durchführung der anti-ischämischen Dauertherapie**
   Wirkungscharakteristik der Mittel als rationale Grundlage von Mono- und Kombinationstherapie
   24-Stunden-Schutz und Vermeidung von Nitrat-Toleranz
   Responder-Rate, niedrige oder hohe Dosierung?
   Erfolgskontrolle oder vorsorglich überschießende Dosierung?

4. **Formen der Angina pectoris und Vorgehen bei instabiler, progressiver Angina**
   Unterschiedliche Pathogenese der Angina-Formen
   Instabile Angina als Notfall
   Spezielle Therapie bei instabiler Angina

5. **Sonstige Maßnahmen und Überlegungen**
   Das an Risiko und Beschwerden orientierte Vorgehen
   Die Indikation zur Koronararteriographie
   Die Nachbehandlung nach kardialen Ereignissen

Darin ist auch die Frage der Indikation zu weiterführender Diagnostik eingeschlossen. Sie ist im allgemeinen nur dann indiziert, wenn der Patient von revaskularisierenden Maßnahmen — falls sie sich als möglich erweisen — profitieren würde. Daß vorhandene Risikofaktoren angegangen werden, ist im übrigen vorausgesetzt und wird hier nicht näher besprochen.

I. Therapieziele bei Angina pectoris und die Manifestationsformen der koronaren Herzkrankheit

Es lassen sich eine Reihe möglicher Behandlungsziele definieren, die in Tab. 2 zusammengestellt sind. Sie liegen allen Behandlungswegen der Angina pectoris (Tab. 3) zugrunde. Die Besserung der Beschwerden ist selbstverständlich ein primäres Ziel. Entscheidend ist aber, oder sollte sein, daß koronare Ischämien, die ja die Ursache von Schäden und Gefahren darstellen, möglichst vollständig verhindert werden. Das gilt für alle Formen und Bedingungen dieser Ischämien.

Zur Terminologie: Unter Ischämie ist jede unzureichende Durchblutung zu verstehen. Hypoxämie ist der herabgesetzte Sauerstoffgehalt im Blut bei erhaltener Perfusion (Austausch von Nährstoffen und Schlackensubstanzen mit Abtransport von sauren Valenzen, freiwerdendem Kalium usw. noch möglich). Hypoxie und Anoxie meint den Sauerstoffmangel generell bis auf Zellebene.

Tab. 2: Mögliche Behandlungsziele bei Angina pectoris

---

1. **Symptome**

2. **Ischämien**
     Belastungs-Ischämie
     Spontan-Ischämie
     stumme Ischämie

3. **Leistung und Befinden**

4. **Prognose bzgl.**
     kardialen Ereignissen (Infarkt, Bypass-Op.); Progredienz und Folgekrankheiten (Herzinsuffizienz, Rhythmusstörungen); Lebenserwartung

---

Tab. 3: Therapeutische Ansatzpunkte bei Angina pectoris

---

1. **Risikofaktoren und Grundleiden**

2. **antianginöse und antiischämische Therapie**

3. **Interventionen**
     (Indikation zur invasiven Diagnostik? Indikation zu Interventionen?)

4. **Therapie von Zusatzkrankheiten**

Mit ihrer Verhütung wird zugleich das Leistungsvermögen verbessert, und damit bessern sich auch subjektives Befinden, Berufsfähigkeit und alles, was heute „Lebensqualität" genannt wird. Darüber hinaus muß es aber selbstverständlich unser Ziel sein, auch die Prognose zu verbessern und insbesondere den sog. kardialen Ereignissen vorzubeugen, unter denen vor allem der Herzinfarkt, aber auch die Notwendigkeit von Bypass-Operationen und anderen revaskularisierenden Maßnahmen verstanden wird. Neben einer akutschubweisen Verschlechterung sollte auch der chronischen Progredienz der Koronarveränderungen entgegengewirkt und insgesamt die Lebenserwartung verbessert werden.

Für die Prognose bei Angina pectoris — im ungünstigen wie im günstigen Sinn — sind vor allem folgende Indikatoren entscheidend: Der Nachweis oder das Fehlen einer Belastungs-Ischämie, wie u.a. die amerikanische MRFIT-Studie (38) gezeigt hat. Die Belastungs-Ischämie, also die funktionelle Auswirkung, ist wichtiger als die anatomische Ausdehnung der Koronarveränderungen. Ebenso wie bei der Prognose nach Herzinfarkt (Tab. 4) sind weiterhin eine beeinträchtigte Pumpfunktion sowie höhergradige Herzrhythmusstörungen von entscheidender prognostischer Bedeutung. Die Belastungsischämie wird mittels Belastungs-EKG und Thallium-Belastungs-Szintigraphie geprüft, die Ventrikelfunktion nach der szintigraphisch oder ventrikulographisch bestimmten oder nach der zweidimensionalen Echokardiographie geschätzten Auswurffraktion (Ejektionsfraktion, EF) beurteilt, und nach Rhythmusstörungen mittels Langzeit-EKG gefahndet. Bei schwerer Koronarkrankheit ist ein Langzeit-EKG auch dann angezeigt, wenn subjektiv und momentan bei der Untersuchung keine Rhythmusstörungen auffallen.

In die gleiche Richtung wie eine eingeschränkte linksventrikuläre Auswurffraktion deutet es, wenn andere klinisch eindeutige Zeichen von Pumpversagen vorliegen.

Tab. 4: Prognose nach Herzinfarkt

Sterblichkeit im 1. Jahr nach Infarkt in Abhängigkeit von Risiko-Indikatoren. Zusammengestellt nach DeBusk (1986) und anderen Studien der Literatur (17, 40).

	Mortalität im 1. Jahr		
Vorhandene Risiko-Indikatoren	**mit 1** Faktor	**mit 2** Faktoren	**mit 3** Faktoren
Belastungs-Ischämie	15 - 20 %		
Ventrikelfunktionsstörung (Ejektionsfraktion $<$ 40 %)	20 - 30 %	30 - 40 %	40 - 50 %
höhergradige Rhythmusstörungen	10 - 15 %		
Ohne diese Risiko-Indikatoren:	Unter 2 %		

Ein Test auf Belastungs-Ischämie, in der Regel also das Belastungs-EKG, ist bei jedem Patienten indiziert, bei dem der Verdacht auf eine koronare Herzkrankheit besteht. Die Belastungs-Ischämie ist das Leitsymptom, welches ggf. die Kaskade weiterer Maßnahmen in Gang setzt. Wir müssen uns jedoch darüber im Klaren sein, daß die Ischämie-Tests erst bei einer etwa 70%igen Koronarstenose positiv werden, daß also dann bereits ein längerer Verlauf des Koronarleidens vorangegangen sein muß. Diesem klinisch und nicht-invasiv nicht erfaßbaren Frühstadium läßt sich nur mit den Mitteln der primären Prävention entgegenwirken, was insbesondere bei familiärer oder individueller Disposition (Risikofaktoren) lohnend ist. Und wir müssen uns weiter darüber im Klaren sein, daß die Angina pectoris nur **eine** der Manifestationsformen der koronaren Herzkrankheit ist, und daß insbesondere auch Herzinfarkt und plötzlicher Herztod primär, ohne längere Prodromi, auftreten können (Tab. 5). Abb. 1 soll die Abfolge verschiedener Manifestationsformen verdeutlichen.

Als Leitsatz ist festzuhalten: Es ist nicht entscheidend, welches die erste Manifestationsform ist, mit der die koronare Herzkrankheit in Erscheinung tritt (vom plötzlichen Herztod selbstverständlich abgesehen). Entscheidend ist vielmehr, wie das kardiale Risiko einzuschätzen ist. Dafür sind Belastungs-Ischämie, Kontraktionsstörungen (40) und ventrikuläre Arrhythmien maßgeblich. Diese Risiko-Indikatoren schließen auch die Einflüsse von Lebensalter und bisherigem Krankheitsverlauf bereits mit ein. Sie gelten im Prinzip sowohl für koronare Ischämien als auch für den Zustand nach Myokardin-

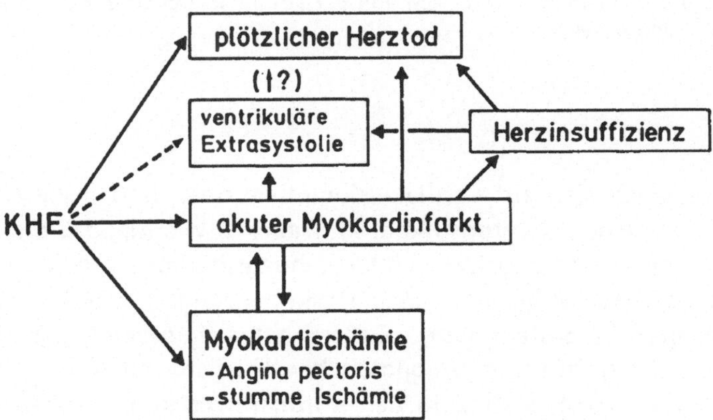

Abb. 1:   Manifestationsformen und ihre Abfolge bei koronarer Herzkrankheit (aus SILBER 1986 (54)). In bis zu 50 % der Fälle soll akuter Myokardinfarkt oder plötzlicher Herztod die primäre Manifestation darstellen (13), wobei vorausgegangene stumme Ischämien zu vermuten sind.

Tab. 5:   Stadien und Manifestationsformen der koronaren Herzkrankheit

---

1.   Disposition (familiäre Belastung, Risikofaktoren)

2.   Frühstadium (Koronarveränderungen, die nicht-invasiv noch nicht nachweisbar sind)

3.   fortgeschrittenes Stadium der Manifestation* und der Komplikationen

   Die verschiedenen Manifestationsformen können jeweils primär oder auch gleichzeitig oder in verschiedener Abfolge nacheinander auftreten.

   a.   Formen der intermittierenden Ischämie: Angina pectoris, schmerzlose Ischämie, Belastungsischämie (evtl. entstehen disseminierte subendokardiale Verschwielungen)

   b.   akuter Myokardinfarkt (mit Komplikationen und Folgekrankheiten wie Herzinsuffizienz u.a.)

   c.   ischämische Kardiomypathie mit Entwicklung einer Herzinsuffizienz (Myokardverschwielungen als Folge von ggf. unbemerkt verlaufenen Schädigungen nach a und b)

   d.   Herzrhythmusstörungen (als Folge von Veränderungen nach a - c, wobei diese jedoch sehr unterschiedlich ausgeprägt sein können)

   e.   plötzlicher Herztod (in der Regel bei erheblichen, wenn auch nicht immer subjektiv bemerkten Schäden nach a - d)

---

*Ein Stadium der Latenz — Auftreten von Belastungs-Ischämie bei beschwerdefreien Personen — läßt sich von der stummen Ischämie nach 3 a praktisch nicht abgrenzen!

farkt und beziehen sich auf kardiale Komplikationen und insbesondere die Gefahr des plötzlichen Herztods (Abb. 2). Dabei ist wichtig, daß diese Risiko-Indikatoren mit nicht-invasiven Untersuchungsmethoden geprüft werden können, so daß erst aufgrund dieser Risikobeurteilung die Indikation zur Koronarangiographie gestellt wird. Zudem hat sich gezeigt, daß die dynamischen Funktionsproben in prognostischer Hinsicht noch Vorrang haben vor dem anatomischen Befund in der Koronarangiographie; ebenso dienen sie der Bewertung grenzwertiger anatomischer Befunde (vgl. Abschnitt V).

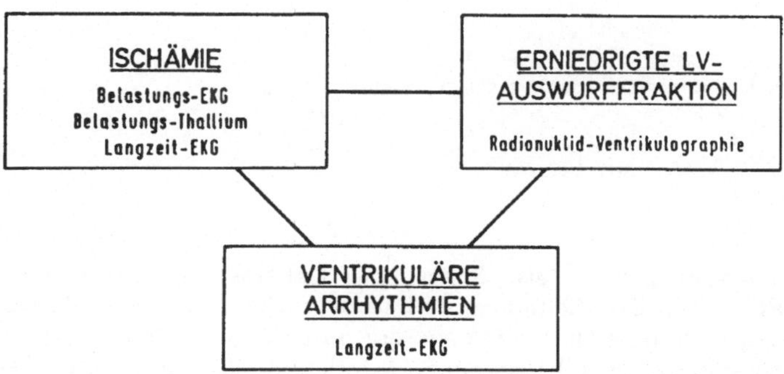

Abb. 2: Schema der Funktionsparameter, die bei Koronarkrankheit als Risiko-Indikatoren, insbesondere für den plötzlichen Herztod, dienen und mittels nicht-invasiver Untersuchungsmethoden geprüft werden können. Die Auswurffraktion wird mit der Technetium-Szintigraphie gemessen oder nach dem zweidimensionalen Echokardiogramm geschätzt, die Belastungs-Ischämie mit dem Belastungs-EKG oder, wenn dies nicht auswertbar ist, und in Zweifelsfällen szintigraphisch nachgewiesen, außerdem — wenn geeignete Geräte verfügbar sind — mittels Langzeit-ST-Strecken-Analyse. Aus SILBER 1986 (54)

II. Das Problem der stummen Ischämien und seine Konsequenzen für das therapeutische Vorgehen

Ein wesentliches Problem, dessen Bedeutung in letzter Zeit klarer ins Bewußtsein getreten ist, besteht darin, daß die Angina pectoris zwar ein wichtiges Signal ist, und daß auch ihre Schwere bzw. die Belastungsgrenze (Angina-Schwelle) Hinweise auf die funktionelle Bedeutung der Koronarveränderungen gibt, daß aber insgesamt die Angina doch nur ein unzuverlässiges Warnsystem darstellt. Offenbar kann dieses Warnsystem nicht nur bei leichten Ischämien zu unempfindlich sein, sondern auch bei schweren Durchblutungsstörungen versagen. Man hat die schmerzhafte Angina mit der Spitze eines Eisbergs verglichen (Abb. 3), hinter der sich viele schmerzlose, „stumme" Ischämien verbergen. Solche sind bei Diabetes bekannt und auf eine diabetische Neuropathie bezogen worden, kommen aber keineswegs nur bei Diabetikern vor. In diesem Zusammenhang ist wesentlich, daß in der Framingham-Studie auch bei Ausschluß von Diabetikern Herzinfarkte in 20 %, bei Hypertonikern sogar in 30 % schmerzlos verliefen (32). Auch koronarbedingte Myokardverschwielungen („ischämische Kardiomyopathie") als Folge von schmerzlosen Infarzierungen oder von chronisch-kumulativen Schäden durch

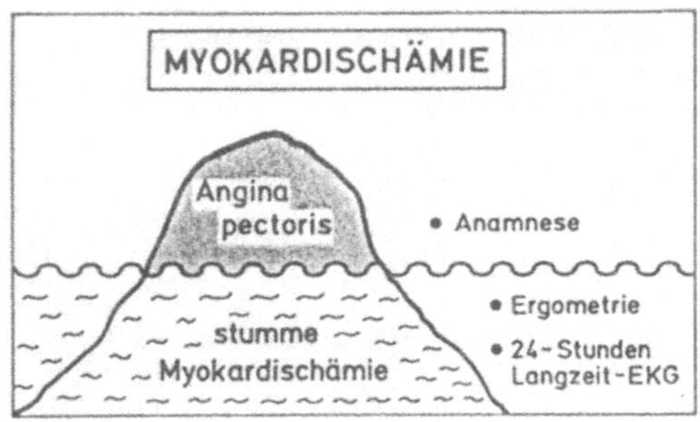

Abb. 3:   Die Angina pectoris als „Spitze eines Eisbergs" (aus SILBER u. VOGLER 1986 (59)). Die Abbildung soll verdeutlichen, daß eine Myokardischämie häufig stumm verläuft und dann nur durch Ergometrie oder (möglicherweise noch empfindlicher?) Langzeit-ST-Strecken-Analyse aufgedeckt werden kann.

unbemerkte Ischämien können die primäre Erscheinungsform darstellen. Die dramatischste Manifestation eines Koronarleidens ist der — in der Regel rhythmogene — plötzliche Herztod; er kommt nicht nur im Verlauf einer vorausgehenden Krankheitsphase (sekundär), sondern auch „aus heiterem Himmel" vor (primär); allerdings lassen sich bei genauer Analyse oft doch vorausgegangene Zeichen des Koronarleidens nachweisen (24). Es wird angegeben, daß in bis zu 50 % der Fälle von koronarer Herzkrankheit ein akuter Myokardinfarkt oder der plötzliche Herztod die erste Manifestation darstellt (13), wobei in diesen Fällen in der Regel unbemerkte Ischämien vorausgegangen sein dürften.

Das Problem der stummen Ischämie bedarf daher einer besonderen Besprechung. In Tab. 6 ist zusammengestellt, was nach dem heutigen Kenntnisstand über die stumme Ischämie ausgesagt werden kann (vgl. Symposion Silent myocardial Ischemia, Amer. J. Cardiol. 1986, Suppl. B, und Übersichten von SILBER u. VOGLER (59) und Riecker (45)). Die Existenz stummer Ischämien ist gesichert. Der Beweis ist szintigraphisch, mittels geeigneter EKG-Verfahren und mit weiteren Spezialmethoden geführt worden. Im Grunde ist dies auch nichts Neues: Beim Belastungs-EKG gibt es immer Patienten, bei denen eine ST-Senkung auftritt, ehe es zur Angina kommt oder die überhaupt keinen Herzschmerz bekommen. Auch das Umgekehrte ist praktisch ebenso häufig, nämlich daß eine ST-Senkung später als die Angina auftritt oder sogar ausbleibt; das zeitgleiche Auftreten von Angina und ST-Senkung ist eher die Ausnahme (2). Es ist häufig, daß die ST-Senkung den Herzschmerz überdauert, und Befunde der Positronen-Emissionsszintigraphie lassen erkennen, daß die metabolischen Störungen ohnehin längere Zeit zur Rückbildung benötigen (51). Herzmechanisch kommt die hypoxische Stoffwechselstörung in einer reversiblen regionalen Dyskinesie zum Ausdruck, die

Tab. 6: Übersicht über stumme koronare Ischämie

Definition: schmerzlose Ischämie (unabhängig davon, ob eine Zunahme des myokardialen Sauerstoffverbrauchs zu vermuten ist oder nicht)

Existenz: bewiesen (Szintigraphie u.a.), stumme oder teilweise stumme Belastungs-Ischämie vom Belastungs-EKG her bekannt

Nachweis: Langzeit-ST-Strecken-Analyse, d.h. Langzeit-EKG mit geeigneten Geräten (cave Artefakte), ersatzweise Belastungs-Tests. Auch bei schmerzloser Ischämie in Belastungs-Tests ist sonstiges Auftreten im Tageslauf möglich oder wahrscheinlich. — Nachweis auch szintigraphisch oder an Hand episodischer regionaler Kontraktionsstörungen (2 D-UKG)

Ausschluß: Bei fehlender Belastungs-Ischämie ist eine stumme Ischämie von wesentlichem Ausmaß unwahrscheinlich, wenn auch nicht ausgeschlossen

Ausmaß der ST-Senkung: oft, aber nicht notwendig geringer als bei symptomatischer Angina

Dauer der Ischämie: Minuten bis Halbstunden (meist kürzer als 10 min)
(abrupte oder nur sekundenlange ST-Senkungen nicht verwertbar)
(In Verbindung mit Angina ist ein Überdauern der ST-Senkung gegenüber dem Schmerz ebenfalls Ausdruck einer stummen Ischämie)

Erklärung der Schmerzlosigkeit:
a) Ischämie leichten Grades (d.h. nicht schwerwiegend)
b) gestörtes Schmerzwarnsystem (bei Diabetes bekannt), auch (und möglicherweise gerade?) bei schwerer Ischämie

Auslösung der Ischämie: physischer und besonders psychischer Stress, meist ohne erhebliche Frequenzsteigerung.
Im Prinzip aber wie bei symptomatischer Angina

tageszeitliches Auftreten: bevorzugt tags, seltener nachts (Verteilungsunterschied gegenüber symptomatischer Angina)

prognostische Bedeutung: wahrscheinlich wie symptomatische Angina.
Bei Stammstenose wie bei symptomatischen Fällen.
Bei progressiver Angina ist die akute Infarktgefahr (auch bei Besserung der Angina) verdoppelt, wenn stumme Ischämien mit einer Gesamt-Ischämiedauer pro Tag von mehr als 60 min weiterbestehen

Häufigkeit:
a) total asymptomatisch (Typ I): Bei beschwerdefreien Männern in 2 - 3 %
b) bei asymptomatischen Pat. nach Herzinfarkt (Typ II): Vorkommen bei ca. 20 % der Patienten
c) bei Pat. mit symptomatischen Ischämien (Angina) (Typ III): Zusätzliche stumme Ischämien treten etwa bei 50 % und mehr der Angina-Patienten auf und sind dann in der Regel mehrfach häufiger als schmerzhafte Ischämien

Rhythmusstörungen: Sind im Ischämie-Anfall nicht häufig, kommen aber vor (wie bei Angina pectoris)

---

ebenfalls als Ausdruck einer stummen Ischämie verwertet werden kann (43).
Das Auftreten stummer Ischämien darf nicht mit dem Problem von bela-
stungsabhängiger und spontaner Angina verwechselt werden. Stumme Ischämien treten sowohl bei Belastung als auch — und zwar häufiger — bei fehlender oder geringer Belastung auf. Deshalb ist eine Langzeit-ST-Strecken-Analyse mit geeigneten Geräten die sinnvollste Nachweismethode (71). Um Artefakte auszuschließen, werden nur Episoden von mindestens 30 sec Dauer und
mit allmählichem Beginn und allmählicher Rückbildung verwertet und Einflüsse von Körperlage, Hyperventilation usw. schon beim Anlegen der Geräte
ausgeschlossen. Bei Berücksichtigung dieser Kautelen scheinen falsch positive
und falsch negative Befunde keine wesentliche Rolle zu spielen, in Belastungs-
versuchen war die Übereinstimmung mit dem konventionellen Belastungs-
EKG sehr gut (60).

Bei stummen Ischämien handelt es sich offenbar um zwei verschiedene Patientengruppen. Einmal kann es sich um leichte, unterschwellige und vermutlich relativ harmlose Ischämien handeln, zum anderen können aber auch
schwere Durchblutungsstörungen vorliegen, jedoch bei einem „defekten
Schmerz-Warn-System", dessen Ursachen noch nicht genügend geklärt sind.
Das Ausmaß der ST-Senkung, selten ST-Hebung, ist oft nicht geringer als bei
symptomatischer Ischämie, ihre Dauer entspricht etwa der mit Angina und
liegt meist unter 10 min, kann aber auch Halbstunden und mehr erreichen (3,
9, 41). Die Episoden treten überwiegend tags auf (9, 15) (dies im Gegensatz zur sporadischen Angina und besonders zur spastischen Prinzmetal-
Angina, die nachts-frühmorgens gehäuft ist), und zwar besonders bei psychischem Stress, bei dem ebenso wie bei isometrischer Belastung (Handgrip-
Test) mit zentral ausgelöster Adrenalinwirkung zu rechnen ist.

Isometrische Belastungen sind bei Koronarinsuffizienz ungünstig, weil dabei die kardialen Fülldrucke ansteigen (21) und Vasokonstriktionen im Bereich stenosierter Koronar-
arterien vorkommen (7). Im täglichen Leben ist die Kombination von dynamischer und
isometrischer Belastung nicht selten. Auch psychischer Stress verstärkt eine Belastungs-
Ischämie („Stress-Ergometrie" (37)); auch diese Situation ist im täglichen Leben nicht
selten.

Abb. 4 zeigt das Beispiel einer Perfusionsstörung unter psychischem Stress
(Rechentest), die symptomatisch verlief. Meist handelt es sich um durchaus
gewohnte physische und psychische Belastungen (9, 63), die Frequenzsteigerung ist meist nicht erheblich (3, 9). Eine Auslösung durch die wesentlichen
Determinanten des Sauerstoffverbrauchs ist meist nicht deutlich, allerdings
mit der Einschränkung, daß Untersuchungen mit kontinuierlicher ambulanter
Blutdrucküberwachung erst vereinzelt vorliegen (64). Auch Rauchen kann

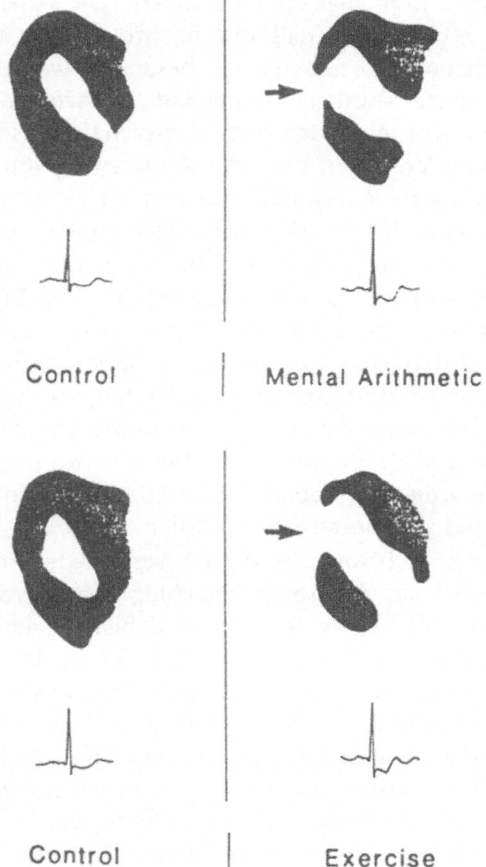

Abb. 4:   Ähnliche myokardiale Perfusionsstörungen (Rubidium-82-Szintigraphie) beim gleichen Patienten während Belastung durch Rechentest (diese Episode verlief stumm) bzw. durch isotonische Übung (diese Ischämie ging mit Angina einher). Der Patient hatte Angina pectoris mit zusätzlichen, wesentlich häufigeren stummen Ischämien. Aus SELWYN et al. 1986 (51).

auslösend sein (16). Aber beim Problem der stummen Ischämie geht es ja nicht um die Frage, ob sie spontan oder bei Belastung auftritt — beides ist möglich —, sondern um das Versagen der Schmerzwarnung, wobei auch der gleiche Patient bei der gleichen Belastungsstufe einmal symptomatisch und ein andermal asymptomatisch reagieren kann. Statt von asymptomatisch sollte allerdings genauer von schmerzlos gesprochen werden, da neben EKG- und Kontraktionsstörungen auch Dyspnoe und evtl. Arrhythmien auftreten können.

Wie ist die Bedeutung stummer Ischämien einzuschätzen? Die Analyse der vorliegenden Beobachtungen ergibt (19), daß mit nachfolgenden weiteren Manifestationen des Koronarleidens zu rechnen ist, besonders wenn Risikofaktoren vorliegen. Die Prognose stummer Ischämien ist offenbar nicht grundsätzlich verschieden von Koronarleiden mit schmerzhaften Ischämien und dementsprechend nach dem Vorliegen bzw. der Ausprägung von Risikoindikatoren einzuschätzen. Bei nach Koronarbefund und Herzdynamik vergleichbaren Patientengruppen war das Infarktrisiko sogar größer, wenn die Belastungsischämie schmerzlos, als wenn sie schmerzhaft war (3a). Bei Dreigefäßerkrankung und niedriger Arbeitstoleranz betrug die jährliche Sterblichkeit 6 % (19). Ungünstig sind stumme Ischämien unter den besonderen Bedingungen der schweren instabilen, progressiven Angina: Wenn nach Besserung der Schmerzen weiter stumme Ischämien auftraten, war die akute Infarktgefahr mehr als verdoppelt, besonders wenn die gesamte Ischämiedauer pro Tag mehr als 60 min betrug (25). Ventrikuläre Rhythmusstörungen sind wie bei Angina nicht häufig, wurden aber doch bei bis zu einem Fünftel der Patienten beobachtet (3, 41) und sind potentiell gefährlich.
Bei Häufigkeitsangaben stummer Ischämien wird nach verschiedenen Typen unterschieden. Unter Typ I wird das Auftreten bei völlig beschwerdefreien Personen verstanden. In etwa 3 % älterer Männer wird hiermit gerechnet. Bei einer so niedrigen Vor-Test-Wahrscheinlichkeit führt es in die Irre, in einem ungezielten Screening danach zu suchen, wenn keine besondere Risikosituation vorliegt. Diese Überlegung ist vom Belastungs-EKG her bekannt. Die Prognose ist auch ohnehin günstig, wenn keine ausgeprägten Risikoindikatoren vorliegen. Unter Typ II werden stumme Ischämien bei beschwerdefreien Patienten mit Zustand nach Herzinfarkt verstanden; hiermit ist in etwa 20 % der Angina-freien Patienten zu rechnen. Bei diesen Patienten ist ein Belastungs-EKG ohnehin angezeigt, um Gefährdete zu identifizieren. Unter Typ III werden diejenigen Patienten zusammengefaßt, die eine Angina pectoris und zusätzlich auch stumme Ischämien haben. Hier schwanken die Häufigkeitsangaben besonders, aber im Mittel dürfte damit mindestens bei der Hälfte der Angina-Patienten zu rechnen sein, wobei dann die schmerzlosen Ischämien zwei- bis dreimal häufiger zu sein pflegen als die Angina-Anfälle. Insgesamt stellen die stummen Ischämien also auch quantitativ ein großes Problem dar.
Therapeutisch verhalten sich stumme Ischämien nicht anders als die Angina pectoris und lassen sich durch Nitrate, Betablocker und Calciumantagonisten verhüten. (Betablocker sind nur dann unerwünscht, wenn es um stumme Episoden einer Prinzmetal-Angina geht.)
Die Konsequenzen, die sich nach dem derzeitigen Stand der Kenntnisse über stumme Ischämien ergeben, sind in Tab. 7 zusammengestellt. Sie betreffen sowohl das therapeutische als auch das diagnostische Vorgehen bei koronarer Herzkrankheit. Bis zum Gegenbeweis muß angenommen werden, daß bei

1. Bei Patienten mit Angina pectoris muß mit der Möglichkeit oder Wahrscheinlichkeit gerechnet werden, daß zusätzlich auch stumme Ischämien vorkommen. Schmerzlose ST-Senkungen im Belastungs-EKG müssen ernst genommen werden.

2. Da stumme Ischämien im Prinzip die gleiche Bedeutung haben wie symptomatische, d.h. akute und chronisch-kumulative Schäden möglich sind, muß ihr nachgewiesenes oder mögliches Vorkommen bei der Therapie berücksichtigt werden.

3. Zielpunkt der antiischämischen Therapie ist daher nicht nur die Beseitigung der Angina, sondern die möglichst vollständige Verhütung aller Ischämien. Eine nur Symptom-orientierte Therapie ist nicht ausreichend.

4. Die Wirksamkeit der antiischämischen Therapie muß daher durch objektive Ischämie-Tests kontrolliert werden. Dazu dienen Belastungs-Tests und Langzeit-ST-Strecken-Analyse. Wenn keine Belastungs-Ischämie auftritt, sind auch stumme Ischämien von wesentlichem Ausmaß unwahrscheinlich. Alternativ muß eine hohe Dosierung gewählt und eine 24-Stunden-Wirksamkeit sichergestellt werden (was in der Regel eine Kombinationstherapie erfordert).

5. Die breitere Verfügbarkeit geeigneter Systeme zur Langzeit-ST-Strecken-Analyse ist erforderlich und zu erwarten.

6. Bei Angina pectoris ist nicht nur ein Belastungs-EKG, sondern auch eine Langzeit-ST-Strecken-Analyse über 24 Stunden sinnvoll.

7. Das Gleiche gilt für asymptomatische Patienten mit nachgewiesener koronarer Herzkrankheit, insbesondere mit Zustand nach Herzinfarkt.

8. Das Gleiche gilt auch für asymptomatische Männer mit ausgeprägt ungünstigem Risikoprofil.

9. Bei beschwerdefreien Personen ohne Anhalt für eine Koronarerkrankung ist eine Langzeit-ST-Strecken-Analyse als ungezielte Screening-Methode nicht zu empfehlen, weil bei der geringen Vor-Test-Wahrscheinlichkeit die Ausbeute gering ist und vorwiegend mit irreführenden Befunden gerechnet werden muß.

Angina pectoris zusätzliche stumme Ischämien wahrscheinlich und bei schmerzfreien Patienten nach Herzinfarkt nicht selten sind. Mittels Belastungs-EKG und ambulanter Langzeit-ST-Strecken-Analyse über 24 Stunden sollte danach gefahndet werden. Wenn keine ST-Strecken-Analyse möglich ist, kann man sich vorerst mit dem Belastungs-EKG begnügen, da stumme Ischämien bei negativem Belastungstest nur ausnahmsweise beobachtet wurden (9, 71). Eine schmerzlose ST-Senkung im Belastungs-EKG muß dabei ernst genommen werden. Behandlungsziel ist nicht nur die Beseitigung einer

Angina pectoris, sondern die möglichst vollständige Verhütung aller Ischämien. Wenn zwar eine Angina beseitigt war, stumme Ischämien aber weiter-
bestanden, kam es nicht selten zu kardialen Komplikationen (41). Der Therapieerfolg darf also nicht nur an Hand der Beschwerden beurteilt, sondern muß
mittels objektiver Ischämie-Tests kontrolliert werden. Wenn dies nicht möglich ist, bleibt als Ausweg nur übrig, die antiischämische Medikation hoch
zu dosieren, damit auch diejenigen Patienten erfaßt werden, die weniger
gut ansprechen („schlechte Responder"). Außerdem sollte — auch wenn
stumme Ischämien nachts seltener sind als tags — die Medikation so einge-
richtet werden, daß ein 24-Stunden-Schutz erzielt wird. Aus diesen Überlegungen ergibt sich also, daß eine alleinige Anfallstherapie im Zweifelsfall
nie ausreichend, vielmehr eine Dauertherapie zur Ischämie-Prophylaxe erforderlich oder jedenfalls anzustreben ist!

III. Die medikamentöse Dauertherapie der koronaren Ischämien

**Responder-Rate und Wirkungscharakteristik der anti-ischämischen Pharmaka
als Grundlage einer rationalen Kombinationstherapie und möglicher Therapie-
Schemata.**

Vorweg ist festzuhalten, daß beim Auftreten von Herzschmerz eine groß-
zügige **Anfallstherapie** erfolgt. Die Behandlung darf sich aber nicht auf die
Therapie des Anfalls beschränken. Vielmehr muß gleichzeitig eine prophylaktische Dauertherapie durchgeführt werden, damit eine schädliche und
potentiell gefährliche Ischämie gar nicht erst eintritt. Außerdem würden bei
einer reinen Anfallstherapie schmerzlose Ischämien nicht erfaßt und nicht
verhütet. Die Anfallstherapie erfolgt mit raschwirkenden Nitraten, weil sie
am schnellsten sind (besonders sublingual oder als Spray), weil sie sehr zuverlässig wirken, unabhängig von Koronaranatomie, Typ der Angina und
Begleitumständen wie einer eingeschränkten Herzfunktion, und weil sie
gut verträglich sind und keine wesentlichen Kontraindikationen haben. (Ein
Blutdruckabfall, Nitratsyncope, ist sehr selten (14, 47)). Auch während der
Dauertherapie ist ggf. eine zusätzliche Anfallstherapie erforderlich und wirksam, falls es noch zu Ischämien kommt. Darüber besteht Einigkeit und
braucht im Weiteren nicht mehr gesprochen zu werden.
Die **anti-ischämische Dauertherapie** basiert auf den **3 Säulen: Nitrate, Betarezeptorenblocker und Calciumantagonisten,** wobei die Wirksamkeit defini-
tiert ist anhand der Fähigkeit, in objektiven Tests eine Belastungs-Ischämie
zu verhüten oder zu vermindern. Dabei läßt sich diese Wirkung auch quantitativ messen, meist in der Form, daß angegeben wird, in welchem prozen-
tualen Ausmaß die in den Ausgangs-Untersuchungen festgestellte Belastungs-
ST-Senkung verhindert wird. Auf die Prüfanordnung zur Vermeidung von

Irrtümern — Placebo-kontrolliert, doppelt-blind, crossover — braucht hier nicht eingegangen zu werden.

Die Therapieprobleme sind leicht zu überschauen, wenn man einige grundsätzliche Überlegungen voranstellt:

1. Die Responder-Rate. Darunter wird sowohl das Ansprechen auf ein Medikament überhaupt verstanden, als auch die Frage, bei welcher Dosierung und wie vollständig ein antiischämischer Effekt zu erzielen ist. Es gibt auch sonst in der Medizin kein Mittel, welches in jedem Fall wirkt, sei es, daß die Voraussetzungen für seinen Wirkungsmodus nicht gegeben sind, sei es, daß es sich um einen Endzustand handelt, — ,,wo nichts ist, hat der Kaiser sein Recht verloren''.

2. Es muß damit gerechnet werden, daß entsprechend der individuellen Form und Ausprägung des Koronarleidens Arzneimittel mit verschiedenem Wirkungsmodus unterschiedliche Erfolgschancen haben.

3. Die Aussage ,,Nicht-Responder'' bezieht sich auf die individuell optimale Dosierung. Je nach der Schwere der Erkrankung kann eine unterschiedliche Dosierung benötigt werden. Auch bei der antiarrhythmischen Therapie kann nicht nach dem Blutspiegel, sondern muß nach der Wirksamkeit behandelt werden. Für praktische Zwecke ist aber auch eine unvollständige Wirkung wichtig, so daß man zweckmäßig danach einteilt, ob ein Patient gut (optimal), mäßig (suboptimal) oder schlecht (gering oder überhaupt nicht) anspricht, und zwar auch bei Dosissteigerung im üblichen Dosisbereich. Dabei ist aber auch wichtig, daß ein zunächst suboptimales Ansprechen oft durch eine Dosissteigerung noch ausgeglichen werden kann. Die Dosisfindung setzt also eine Erfolgskontrolle voraus, oder aber man muß als Notbehelf von vornherein hohe Dosen geben.

Im einzelnen ergibt sich bezüglich der anti-ischämischen Therapie folgendes:

Die **Dosisabhängigkeit der Wirkung** ist am besten untersucht bei den Nitraten. Hier besteht bei stabiler Belastungs-Angina **intra-individuell** eine sehr exakte Dosis-Wirkungs-Beziehung zwischen Blutspiegel und Reduktion der Belastungs-ST-Senkung (33, 49), jedoch **inter-individuell** ein weitgehendes, praktisch völliges Fehlen einer Dosis-Wirkungs-Beziehung (56). Das besagt also, daß jeder Patient seine individuelle Dosierung benötigt, oder daß man — falls sonst nichts dagegen spricht — generell und von vornherein eine hohe, möglicherweise unnötig hohe Dosierung verwenden muß. (Die Anfallstherapie stellt eine solche kurzfristig sehr hohe Dosierung dar.) Man kann vermuten, daß die Regel: Intra-individuell deutliche und reproduzierbare, inter-individuell fehlende Dosis-Wirkungs-Beziehung auch für die anderen Therapieprinzipien der koronaren Ischämie (Betarezeptorenblocker, Calciumantagonisten) gilt.

Das mit den verschiedenen Therapieprinzipien — Nitrate, Betablocker, Calciumantagonisten — gegenüber der stabilen Belastungs-Ischämie bei optimaler

Dosierung **erzielbare Ausmaß der Wirkung** erwies sich in den meisten Studien als etwa gleich. Wenn teilweise Nifedipin günstiger (72) oder ungünstiger (26) als Propranolol erschien, so ist dies mit Unterschieden des Krankenguts und der Dosierung zu erklären.

Die **Responder-Rate** ist bei den verschiedenen Wirkprinzipien aber durchaus unterschiedlich. Abb. 5 zeigt das Beispiel einer solchen Beobachtung. Bei Nitraten ist Wirkungslosigkeit eine Rarität, eine eingeschränkte Wirkung bei schweren Fällen aber zu beachten. Die Zuverlässigkeit der Nitratwirkung beruht darauf, daß die venöse Entlastung regelmäßig zum Tragen kommt, auch wenn bei fixierter Stenose eine Koronardilatation nicht möglich ist. Bei seltenen non-respondern scheint die Vorlastsenkung unter Belastung mangelhaft zu sein (61). Bei Betablockern ist die Senkung der Ruhe- und besonders der Arbeitsfrequenz ebenfalls ein regelmäßiger Effekt, der wichtig, gegenüber der Vorlastsenkung aber doch nachrangig ist, und die sauerstoff-

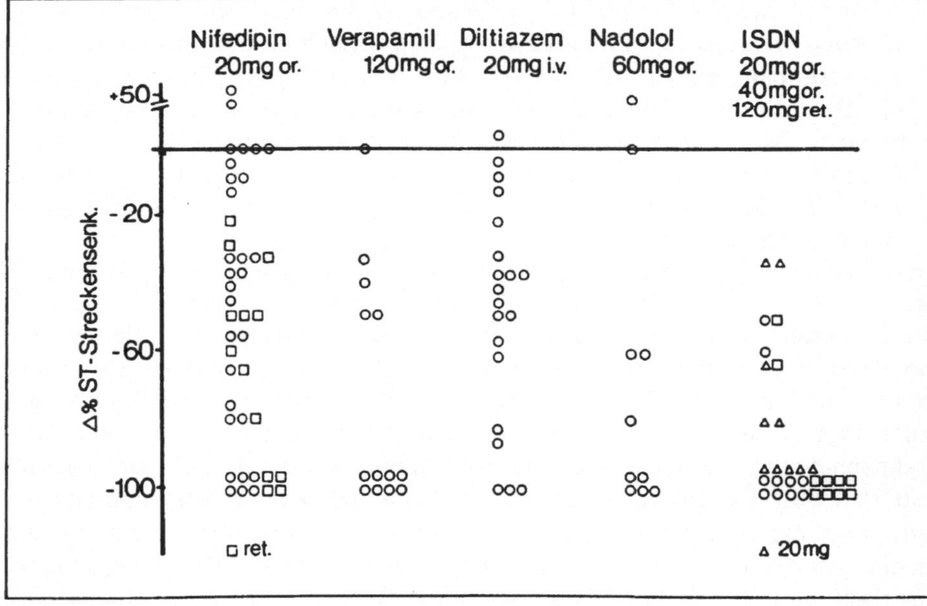

Abb. 5: Das unterschiedliche Ansprechen (Responder-Rate) bei Monotherapie mit verschiedenen anti-ischämischen Pharmaka, die jeweils in individuell optimaler Dosis gegeben wurden. Dargestellt ist der prozentuale Rückgang der Belastungs-ST-Senkung unter der jeweiligen Therapie. Man erkennt, daß ein unzureichendes Ansprechen bei Nitraten seltener vorkommt als bei Calciumantagonisten. Aus RUDOLPH et al. 1986 (48)

sparende negativ inotrope Wirkung kann ohnehin nur begrenzt in Anspruch genommen werden. Daher ist der Betablockereffekt zwar regelmäßig zu erzielen, aber allein oft nicht ausreichend. Für die Calciumantagonisten ist festzustellen, daß die Nachlastsenkung vor allem bei erhöhtem peripheren Gefäßwiderstand wesentlich ist, daß aber eine direkte koronardilatierende Wirkung das Vorhandensein eines reagiblen Wandanteils im Bereich der Koronarstenose zur Voraussetzung hat. Es ist daher verständlich, daß die Responder-Rate bei Calciumantagonisten am stärksten streut und auch non-responder nicht selten sind (von einem seltenen koronaren steal-Effekt einmal abgesehen).

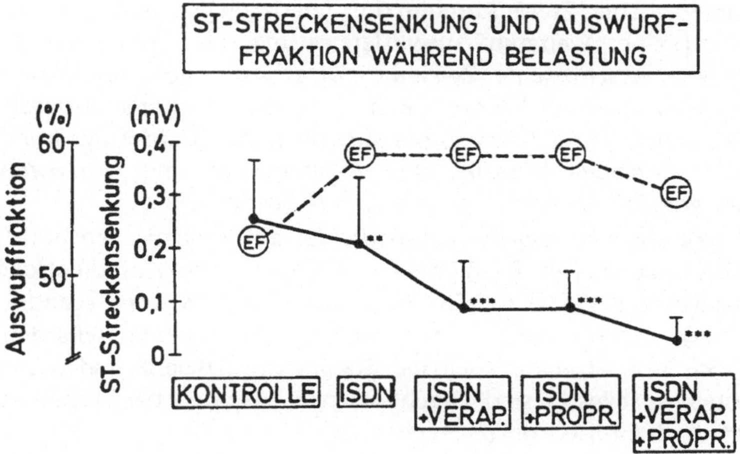

Abb. 6: Die anti-ischämische Wirksamkeit einer längeren Mono-, Zweifach- oder Dreifach-Therapie mit Isosorbiddinitrat (ISDN), Propranolol (Propr) und Verapamil (Verap), getestet an Patienten mit stabiler Belastungs-Ischämie, die auf ISDN allein nur eine sub-optimale Antwort zeigten. Die Testung erfolgte jeweils mit der gleichen Belastungsstufe (aus SILBER et al. 1986 (62), Placebo-kontrollierte, doppelt-blinde, cross-over Studie). Unter ISDN allein ging die Belastungs-ST-Senkung nur leicht zurück, die Auswurffraktion stieg an. Unter Doppeltherapie war die Belastungs-ST-Senkung wesentlich vermindert, und die Verbesserung der Auswurffraktion blieb erhalten. Dabei bestand zwischen den Kombinationen ISDN + Verap und ISDN + Propr kein Wirkungsunterschied. Bei Dreifach-Therapie wurde die ST-Senkung fast völlig verhindert, die Auswurffraktion zeigte allerdings einen Rückgang, jedoch noch nicht bis zum Leerwert.
** $= p < 0{,}02$, *** $= p < 0{,}01$

Die **unterschiedliche Wirkungsweise** der Substanzgruppen hat aber auch wesentliche **Vorteile:**

1. Das Wirkungsbild der einzelnen Substanzgruppen enthält jeweils auch solche Komponenten, die bei der individuellen Konstellation des Patienten erwünscht oder auch unerwünscht sein können. Daraus ergeben sich für die Wahl der Mittel Zusatzindikationen, aber auch Kontraindikationen.
2. Die verschiedenen Prinzipien lassen sich so kombinieren, daß unerwünschte Effekte vermieden oder aufgehoben werden. Dies gilt insbesondere hinsichtlich der Reflextachykardie, die einen Nachteil aller Vasodilatantien darstellt, die nicht gleichzeitig einen Frequenzanstieg verhüten. (Reflextachykardie nach Nitraten und Calciumantagonisten vom Nifedipin-Typ, nicht nach Verapamil oder Diltiazem oder ggf. auch ACE-Hemmern).
3. Durch Kombination der verschiedenen Wirkprinzipien kann eine Steigerung der Wirkung erzielt werden. Dies ist besonders bei schweren oder schlecht ansprechenden Fällen wertvoll.

Abb. 6 zeigt, daß — in Fällen von ungenügender Wirkung einer Monotherapie — eine Zweierkombination überlegen ist, wobei die Entlastung noch zu einer weiteren Auswurfsteigerung führt, und wesentliche Unterschiede verschiedener Zweierkombinationen nicht erkennbar werden; durch eine Dreifach-Therapie kann ein noch stärkerer anti-ischämischer Effekt erzielt werden, wobei die Auswurfleistung unter der kombinierten negativ inotropen Wirkung von Betablockern und Verapamil wieder zurückging, jedoch noch nicht bis zum Ausgangswert.

Abb. 7 gibt die **Wirkungscharakteristik** der antiischämischen Substanzgruppen wieder, und in Tab. 8 sind die Argumente für eine Kombinationstherapie zusammengestellt. Dabei ist die Charakterisierung als (vorwiegende) Vorlastsenker bzw. Nachlastsenker (mit Neigung zu Reflextachykardie) zweckmäßig, weil Vorlastsenker auch bei Stauungsinsuffizienz und besonders bei Lungenstauung günstig sind, Nachlastsenker dagegen bei Hypertonie, allerdings ggf. auch limitiert durch Hypotonie.

Um zu praktischen Empfehlungen für die Durchführung der Therapie zu kommen, brauchen lediglich noch folgende ergänzende Punkte besprochen zu werden. Dies ist einmal der Zusatzgesichtspunkt „**lebensverlängernde Wirkung**". Eine solche ist bisher nur — in Form der Sekundärprävention nach Herzinfarkt — für die **Betablocker** (Tab. 9) gezeigt worden, wobei es sich um Substanzen ohne intrinsische sympathicomimetische Aktivität handelte (70 u.a.). Dies spricht dafür, sie in das Therapiekonzept einzubauen, sofern keine ausgeprägte Herzinsuffizienz oder andere Kontraindikation vorliegt. Ohnehin sind die Betablocker wegen des erwähnten Frequenzeffekts sehr oft erwünschte Kombinationspartner.

Es ist darauf zu achten, daß **bei Nitraten die Toleranzentwicklung** vermieden wird. Bei den Nitraten besteht die biochemische Besonderheit, daß ein kontinuierlich hoher Blutspiegel bereits innerhalb von 24 Stunden zu einem

PRINZIPIEN DER ANTI-ISCHÄMISCHEN WIRKUNG

	venös:	kardial:			arteriell:
	VORLAST ↓	HFR. ↓	KONTR. ↓	KOR.DIL.	NACHLAST ↓
NITRATE	+ + +	nein	nein	+ +	+ +
BETA-BL.	nein	+ +	+ +	nein	+
Ca-ANT.					
Nifedipin	⎫	nein	nein	+ +	+ + +
Diltiazem	⎬ nein	+	(+)	+	+
Verapamil	⎭	+	+	+	+ +

Abb. 7: Prinzipien der anti-ischämischen Wirkung von Nitraten, Beta-Blockern und Calcium-Antagonisten (aus SILBER 1986 (54)). Schematisch dargestellt ist die Bedeutung von venöser Vasodilatation, d.h. Vorlastsenkung, und arterieller Vasodilatation, d.h. Nachlastsenkung, und den primär kardialen Wirkungen über Herzfrequenz, Kontraktilität und Koronardilatation. Frequenzsenkung in Ruhe und bei Belastung vermindert den myokardialen Sauerstoffbedarf und vermeidet im Rahmen einer Kombinationstherapie die Reflextachykardie bei arterieller Gefäßerweiterung. Die entlastenden Maßnahmen wirken sich günstig auf Ventrikelgeometrie und myokardialen Sauerstoffbedarf aus, wobei Vorlastsenkung bei Herzinsuffizienz und besonders bei Lungenstauung, und Nachlastsenkung bei Hypertonie und bei unzureichender Auswurfleistung zusätzliche Vorteile bietet; auf der anderen Seite können sich die Wirkprinzipien auch limitierend auswirken: Frequenzsenker durch Auslösung bradykarder Störungen, Kontraktionshemmer durch Herzinsuffizienz, Nachlastsenker durch Hypotonie (daraus ergeben sich entsprechende Zusatzindikationen und Kontraindikationen). Diltiazem ist für praktische Zwecke als wirkungsähnlich wie Verapamil zu betrachten.

partiellen oder totalen Wirkungsverlust führt, der sich aber auch bereits innerhalb einer 12stündigen Therapiepause wieder zurückbildet. Die Entwicklung einer Toleranz kann daher vermieden werden, wenn eine genügende tägliche Einnahmepause eingehalten wird (6, 53, 56, 58). Daraus ergibt sich aber auch das grundsätzliche Problem, daß bei Nitraten immer eine Kombinationstherapie erforderlich ist, wenn ein 24-Stunden-Schutz erzielt werden soll. Die Phase der Nitratwirkung kann nur etwa 12 - 14 Stunden abdecken. Geeignete Applikationsweisen sind z.B. morgens und mittags je 20 - 40 - 80 mg ISDN retard oder einmal morgens 120 mg ISDN retard. Mononitrate können wie Dinitrate verwendet werden, lediglich ist ihr Wirkungseintritt nicht ganz so rasch. Auch die (ohnehin schwächere) Wirkung der Nitro-Pflaster hält nicht 24 Stunden an (1), wenn nicht für eine entsprechende

Tab. 8: Argumente für eine Kombinationstherapie mit anti-ischämischen Pharmaka

A. Sinnvolle Ergänzung der Wirkung, Aufhebung unerwünschter Wirkungen, Zusatzindikationen

	kontinuierlicher 24-Stunden-Schutz erzielbar	vorwiegende Venodilatation (Vorlastsenker, Eignung bei Lungenstauung)	Auswurf-fraktion (Eignung bei Herzinsuf-fizienz?)	Herzfrequenz (Nachlastsenker mit Reflextachy-kardie, Eignung bei Hypertonie)	Koronardilatation (Eignung bei dynamischer Komponente)
Nitrate	⊖	+	↑	↑	+
Betablocker			↓	↓	⊖
Calcium-Antagonisten — Verapamil-Typ	+	⊖			
Nifedipin-Typ			=	↑	+

B. Verstärkung der Wirkung bei schlecht ansprechenden und schweren Koronarpatienten. In diesen Fällen ist eine

2-er Kombination überlegen gegenüber Monotherapie,

3-er Kombination überlegen gegenüber Doppeltherapie.

Tab. 9: Eigenschaften einiger häufiger verwendeter Betarezeptorenblocker

First-pass-Effekt = wesentlicher Abbau bereits bei der ersten Leberpassage (vermindert die Bioverfügbarkeit bei oraler Gabe).
ISA = intrinsische sympathicomimetische Aktivität.
t/2 = Plasma-Halbwertszeit; die klinische Wirksamkeit kann jedoch länger anhalten (4).
*Sotalol ist gleichzeitig ein Klasse III-Antiarrhythmicum

Betablocker	first -pass -Effekt	Kardio- selektivität	ISA	t/2 (Stunden)
Propranolol (Dociton u.a.)	+	–	–	2 - 6
Timolol (Temserin u.a.)	–	–	–	4 - 5
Sotalol* (Sotalex)	–	–	–	ca. 13
Atenolol (Tenormin)	–	+	–	6 - 9
Betaxolol (Kerlone)	–	+	–	16 - 22
Metoprolol (Beloc u.a.)	+	+	–	3 - 4
Pindolol (Visken)	–	–	+	3 - 4
Acebutolol (Prent)	+	+	+	2 - 4

Therapiepause gesorgt wird. Wenn die Tendenz zu nächtlicher Lungenstauung besteht, wird die Nitratwirkung zweckmäßigerweise auf die Nachtphase gelegt, oder die Nachtpause mit Molsidomin abgedeckt. **Molsidomin** (Corvaton®) ist ebenfalls ein Vorlastsenker und kann zur Überbrückung der Nitratpause oder auch überhaupt alternativ zu Nitraten verwendet werden (Tab. 10). Bei Molsidomin kommt es unter kontinuierlicher Gabe nur zu einer unbedeutenden Verkürzung, aber nicht zu einer Aufhebung der Wirkung (5). Sein langsamerer Wirkungseintritt mindert Nebenwirkungen wie Kopfschmerz, kommt allerdings in einer Anfallsituation zu spät.

Innerhalb der Gruppe der **Calcium-Antagonisten** muß unterschieden werden zwischen dem **Verapamil-Typ**, dem auch Diltiazem nahesteht, mit gleichzeitiger Frequenz- und Leitungs-hemmender und negativ inotroper Wirkung,

Nitrat-ähnliche Wirkung (Vorlastsenker)

verzögerter Wirkungseintritt
(keine Sofortwirkung, weniger Kopfschmerz)

längere Wirkdauer
(2 - 3malige Einnahme pro Tag ausreichend)

keine Kreuztoleranz gegenüber Nitraten

auch bei kontinuierlicher Anwendung keine wesentliche
Toleranzentwicklung (5)

---

und dem **Nifedipin-Typ,** bei dem diese Zusatzeffekte bei therapeutischen Dosen nicht vorhanden sind und die arterielle Vasodilatation stärker im Vordergrund steht. In der Kombinationstherapie von Nitraten mit Calciumantagonisten ist Verapamil statt Nifedipin zweckmäßig, um die Reflextachykardie zu vermeiden. Sogar in der Kombination mit Betablockern (Propranolol) war Verapamil günstiger als Nifedipin (66, 76), jedoch erfordert diese Kombination wegen der Addition möglicher Frequenz-und Leitungshemmung eine genauere Überwachung (35, 65).

Mögliche Therapieschemata

Ist eine anti-ischämische Dauertherapie in Form einer **Monotherapie** mit nur einem Mittel ausreichend? Voraussetzung dafür ist, daß sich damit ein 24-Stunden-Schutz erzielen läßt. Bei einer Monotherapie mit Nitraten müßte man den Nachweis fordern, daß auch während der Nitratpause keine stummen Ischämien vorkommen. Mit Betablockern läßt sich eine Monotherapie vertreten, wenn es sich um leichte Fälle handelt, in denen erst bei hohen Belastungsstufen Ischämiezeichen auftreten. Tab. 11 in Anlehnung an (28) enthält einen solchen Vorschlag, bei dem die **Belastungsgrenze** einem **Stufenschema** zugrunde gelegt ist. Eine Monotherapie mit Calciumantagonisten mag gelegentlich im Rahmen einer Hochdrucktherapie in Frage kommen, im übrigen sollten sie dann umso mehr in eine Kombinationstherapie eingebracht werden, je mehr eine dynamische Komponente der Ischämie erkennbar wird.

In der Regel stellen Nitrate die Basistherapie dar, und zwar wegen der Zuverlässigkeit ihrer Wirkung, ihrer Unabhängigkeit vom Koronarbefund, ihrer Unbedenklichkeit auch bei eingeschränkter Herzleistung und ihrer guten Verträglichkeit (Kopfschmerz nicht selten, aber nachlassend, Nitrat-Syncope durch Blutdruckabfall sehr selten (14, 47)). Allerdings muß die zur Vermeidung einer Toleranz erforderliche tägliche Nitratpause durch ein zweites Mittel abgedeckt werden.

Tab. 11: **Stufenplan zur anti-ischämischen Therapie anhand der Belastungstoleranz (modifiziert nach einem Vorschlag von HOLLENSTEIN u. BLÜMCHEN 1986) (28).**

Ischämie nur bei hoher Belastung (liegend ab 120 Watt):
    Betarezeptorenblocker
    bei Bedarf zusätzlich Nitrate
    evtl. Calciumantagonisten

Ischämie bei mittlerer Belastung (liegend ab 80 Watt):
    retardierte Nitrate
    Betarezeptorenblocker
    Calciumantagonisten

Ischämie bei niedriger Belastung oder in Ruhe:
    Nitrate hochdosiert
    Calciumantagonisten
    Betarezeptorenblocker bis zu einer Ruhe-Herzfrequenz
      von 50 - 60 pro min

Die Reihenfolge der Maßnahmen richtet sich nach der Belastungstoleranz. Bei hoher Belastungstoleranz besteht die Basistherapie in Betarezeptorenblockern, bei herabgesetzter Arbeitstoleranz rücken die Nitrate an die erste Stelle; wenn keine Kontraindikationen bestehen und keine besonderen Gründe für Calciumantagonisten vorliegen, sind die Betablocker auch hier zunächst der erste Kombinationspartner. Bei schweren Fällen mit eingeschränkter Herzleistung sind die Betablocker oft limitiert, sodaß die Calciumantagonisten jedenfalls den Vorrang haben. Ein solches Schema stellt jedoch nur ein Grundgerüst dar, bei dem die Gegebenheiten des Einzelfalles mit unterschiedlicher Eignung der einzelnen Therapieprinzipien, Zusatz- und Kontraindikationen noch nicht berücksichtigt sind.

Abb. 8 gibt ein solches **Therapieschema** (55, 69) wieder. Dabei werden die verschiedenen Therapiestufen davon abhängig gemacht, ob der Patient gut, mäßig oder unzureichend **auf Nitrat anspricht.** Im ersten Fall bedarf nur die Zeit der Nitratpause der Überbrückung durch ein zweites Mittel, im zweiten Fall ist aber eine kontinuierliche Doppeltherapie erforderlich, und bei schlechtem Ansprechen und schweren Fällen ist auch eine Dreifach-Therapie angezeigt. Dabei wird also unterstellt, daß der Therapieerfolg durch objektive Ischämie-Tests kontrolliert wird. Wenn dies nicht möglich ist, ergeben sich zwei Konsequenzen, um doch noch den bestmöglichen Schutz zu erzielen: Die Nitratdosis wird hoch gewählt (z.B. 1 mal 120 mg ISDN täglich), d.h. es wird eine möglicherweise überschießende Dosierung in Kauf genommen, um auch bei schlechterem Ansprechen stumme Ischämien zu verhüten, und es wird aus demselben Grund gleich mit Stufe 2 begonnen, d.h. ein

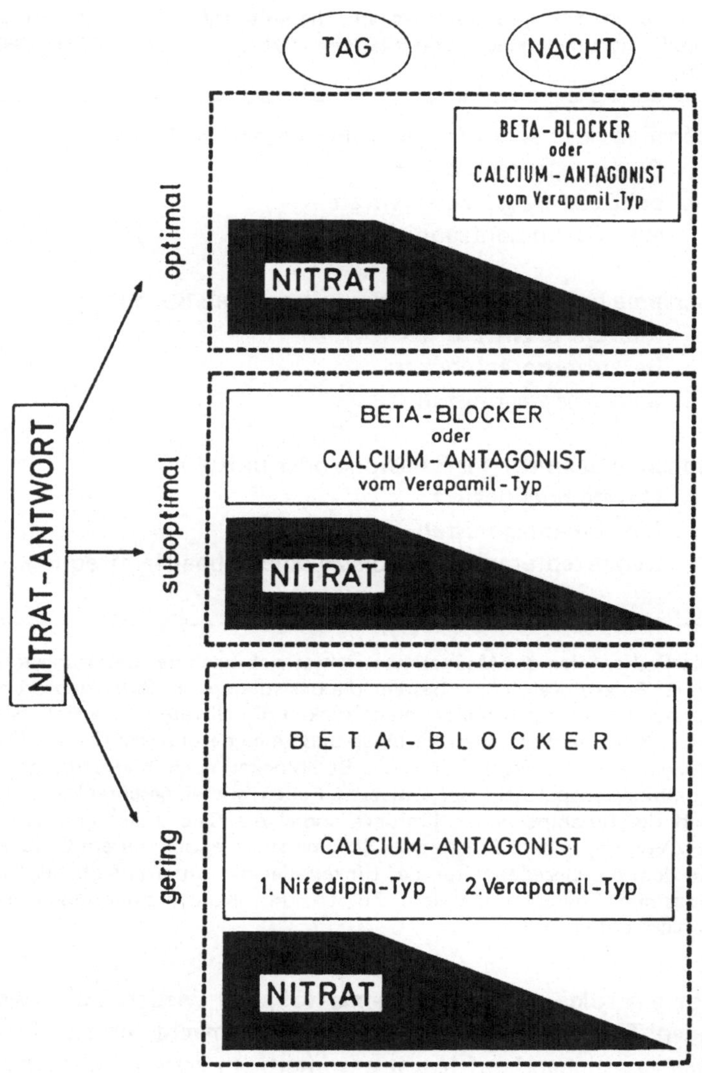

Abb. 8: Schema einer anti-ischämischen Kombinationstherapie in Abhängigkeit vom Ansprechen auf eine Nitratapplikation („Nitrat-Antwort") (aus THEISEN et al. 1986 (69) und SILBER 1986 (55)). Da mit Nitraten allein kein vollständiger 24-Stunden-Schutz möglich ist, sollte grundsätzlich — sofern keine Kontraindikationen bestehen — eine Kombinationstherapie durchgeführt werden. Aus den angegebenen Gründen (s. Text) sind Nitrate als Basistherapie gewählt.

ganztägig wirkendes zweites Mittel hinzugefügt. Ohne Kontrolle durch objektive Ischämie-Tests kann eine Monotherapie mit Nitraten, und besonders in niedriger Dosierung, nicht als ausreichende Therapie angesehen werden!

Die rationale Grundlage, nach der eine Kombinationstherapie zusammengestellt wird, besteht in der Wirkungscharakteristik der einzelnen Mittel und wurde oben dargestellt. Die Vor- und Nachteile einer Kombination mit **Betablockern** sind in Tab. 12 und für **Calciumantagonisten** in Tab. 13 unter den Gesichtspunkten dieser Mittel aufgeführt.

Praxisnäher ist es, von den Problemen des individuellen Patienten auszugehen. Hier ergeben sich häufig **Zusatzindikationen und Kontraindikationen,**

Tab. 12: Betarezeptorenblocker in der anti-ischämischen Koronartherapie

---

Vorteil:
    Ruhe- und Belastungsfrequenz wird zuverlässig gesenkt,
    Blutdrucksteigerung bei Belastung wird verringert
        (Verminderung des myokardialen Sauerstoffbedarfs)

    Vermeidung der Reflextachykardie in der Kombinationstherapie mit Nitraten und
        Nifedipin (günstiger Kombinationspartner)

    günstig bei Hypertonie, Stress, Ektopieneigung (Zusatzindikation)

    24-Stunden-Schutz möglich

    prognostische Wirksamkeit erwiesen (in der Sekundärprophylaxe nach Herzinfarkt, insbesondere bei Gefährdeten)

Nachteil und Probleme:
    Hemmung der Erregungsbildung und -leitung am Herzen
        (Auslösung bradykarder Rhythmusstörungen möglich, Kontraindikation
        bei vorbestehenden Störungen)

    negative Inotropie
        (Anwendung bei grenzwertiger Herzleistung möglich, aber limitiert,
        bei ausgeprägter Herzinsuffizienz kontraindiziert)

    Anwendung bei Hypotonie limitiert

    Kombination mit Calciumantagonisten vom Verapamil-Typ
        nur unter vermehrter Überwachung

    nicht geeignet bei Prinzmetal-Angina (in der Regel Kontraindikation)

    Rebound-Phänomen möglich (wahrscheinlich nicht bedeutsam)

    spezielle Nebenwirkungen und Kontraindikationen
        (Bronchialobstruktion, periphere Durchblutungsstörungen)

Angeführt sind nur die spezifischen (ausschließlich die Calciumkanäle blockierenden) Substanzen. Nur auf diese beziehen sich auch die angeführten Therapiestudien. Auf die kompliziertere WHO-Einteilung der Calciumantagonisten wird verzichtet. Unter Nifedipin-Typ werden Dihydroperidine verstanden, unter Verapamil-Typ auch entsprechende verwandte Substanzen (Gallopamil). Diltiazem nimmt eine Mittelstellung zwischen Verapamil und Nifedipin ein.

Verapamil-Typ

Vorteil: frequenzsenkend
günstig zur Kombination mit Nitraten
(Vermeidung der Reflextachykardie)

günstig bei supraventrikulären tachykarden Rhythmusstörungen (Zusatzindikation)

Nachteil: Auslösung bradykarder Rhythmusstörungen möglich, daraus ergeben sich entsprechende Kontraindikationen

negative Inotropie (Kontraindikation bei ausgeprägter Herzinsuffizienz)

Kombination mit Betarezeptorenblockern dadurch eingeschränkt
bzw. nur unter vermehrter Überwachung

Nifedipin-Typ

Vorteil: die periphere Durchblutung wird verbessert (Zusatzindikation), keine negative Inotropie (Anwendung bei Herzinsuffizienz nicht eingeschränkt)

Kombination mit Betablockern geeignet,
als Kapsel buccal auch relativ rasch wirkend

Nachteil: frequenzsteigernd (Reflextachykardie, die bei Kombination mit Nitraten noch gesteigert wird)

evtl. limitiert durch Hypotonie
lokale Unterschenkelödeme
selten koronares Steal-Phänomen
Flush (mit retard-Präparaten vermeidbar)

beide Formen:

günstig bei dynamischer Komponente der Koronarischämie (Vorkommen oder Überwiegen von Spontan-Angina)
günstig bei Prinzmetal-Angina
günstig bei Hypertonie und bei peripheren Durchblutungsstörungen
(Zusatzindikationen)
weitgehend kontinuierliche Wirkung erzielbar (retard-Formen)
jedoch geringere responder-Rate (besonders bei fixierter, konzentrischer Koronarstenose)
Indikation bei instabiler Angina noch nicht genügend abgegrenzt (teils bejaht, teils als problematisch bewertet; vgl. auch Abschnitt IV).

welche für die Wahl der Mittel wesentlich sind (Tab. 14). Häufig vorkommende **klinische Konstellationen** sind in Tab. 15 zusammengestellt. Im Zweifelsfall ist es immer erwünscht, wenn Betarezeptorenblocker in die Kombinationsbehandlung einbezogen werden können.

Die Indikation zur routinemäßigen Gabe **anderer Arzneimittel** — diskutiert wird zur Zeit vor allem Acetylsalizylsäure — ist bisher nicht gesichert, kann sich aber wie z.B. auch bei Antikoagulantien aus Zusatzindikationen ergeben. Digitalis kommt — außer bei gleichzeitiger schneller Flimmerarrhythmie — nur bei ausgeprägter Herzinsuffizienz und vergrößertem Herzen in Betracht und sollte mit möglichster Zurückhaltung verwendet werden, da jede positiv inotrope Maßnahme den myokardialen Sauerstoffbedarf steigert; nur über Herzverkleinerung und Frequenzsenkung kann es auch zur Sauerstoffeinsparung kommen.

Tab. 14: **Therapieprobleme und ihre Berücksichtigung bei der Behandlung der koronaren Herzkrankheit einschl. Zusatz-Indikationen und Kontraindikationen**

Nitratprobleme (Kopfschmerz, Nitratpause, Nitrattoleranz)	als Vorlastsenker Verwendung von Molsidomin, oder Verwendung anderer antiischämischer Mittel
Spontan-Angina	Calciumantaognisten (evtl. + Psychopharmaka)
nächtliche Angina	Berücksichtigung der speziellen in Frage kommenden Mechanismen (s. Tab. 16)
Herzinsuffizienz	Vorlastsenker günstig Betablocker und Verapamil vermeiden
Hypertonie	Calciumantagonisten Betarezeptorenblocker (evtl. + Psychopharmaka)
tachykarde Rhythmusstörungen	Betarezeptorenblocker (neben sonstigen Antiarrhythmica)
„Stress" und gesteigerte Erregbarkeit	Betarezeptorenblocker + Psychopharmaka
periphere Durchblutungsstörungen	Calciumantagonisten Betarezeptorenblocker vermeiden
zusätzliche Gefäßerkrankungen	Acetylsalicylsäure, Antikoagulantien
instabile Angina	Acetylsalizylsäure, Antikoagulantien (vgl. Abschnitt IV)
nach Interventionen	Acetylsalizylsäure, Antikoagulantien (vgl. Abschnitt V)

Tab. 15: Häufige klinische Konstellationen bei Koronarkranken und ihre Berücksichtigung bei der anti-ischämischen Therapie. (Verapamil = Verapamil-Typ, Nifedipin = Nifedipin-Typ von Calciumantagonisten)

1. Berücksichtigung von speziellen Kontraindikationen:
    Obstruktive Ventilationsstörung: cave Betablocker;
    Nitrate und Calciumantagonisten verwenden

    Bradykardie, AV-Verlängerung: cave Betablocker;
    Nitrate und Nifedipin verwenden

    Herzinsuffizienz: cave Betablocker, Vorsicht mit Verapamil

2. Problemkrankheiten:
    periphere arterielle Verschlußkrankheit: cave Betablocker;
    Nifedipin und Nitrate verwenden

    schwerer Diabetes mellitus: Betablocker vermeiden,
    Nitrate und Calciumantagonisten verwenden

3. Zusatz-Indikationen:
    Sinustachykardie: Betablocker , auch Verapamil oder Diltiazem verwenden

    „Streß": Betablocker verwenden

    Extrasystolen: Betablocker verwenden

    Hypertonie: Betablocker und Calciumantagonisten verwenden
    (bei Hypotonie beides mit Vorsicht)

    „tachykardes" Vorhofflimmern: Verapamil verwenden, evtl. auch Betablocker

    Zustand nach Herzinfarkt mit Zeichen für erhöhtes Risiko:
    Dauertherapie mit Betablockern

Herzrhythmusstörungen und Kammerflimmern sind eine sehr häufige Todesursache bei allen Formen der koronaren Herzkrankheit, besonders in akuten und in fortgeschrittenen Stadien, nicht selten auch als sog. primäres Kammerflimmern ohne vorausgegangene längere Krankheitsphase; in solchen Fällen ist die Notfalltherapie nicht ohne Erfolge, was dafür spricht, daß die Arrhythmiebehandlung Sinn hat („elektrischer Unfall", „das Herz ist zu gut zum Sterben"). Erhebliche ventrikuläre Rhythmusstörungen sind bei Koronarkrankheiten häufig; sie zählen zu den Risiko-Indikatoren (vgl. Abschnitt I) und haben vor allem dann besondere Bedeutung, wenn sie mit Ischämiezeichen und Kontraktionsstörungen vergesellschaftet sind. In diesen Fällen ist eine korrekte **antiarrhythmische Therapie** besonders wichtig. Auch wenn der endgültige Beweis einer lebensverlängernden Wirkung noch aussteht, so besteht doch an der unmittelbar günstigen hämodynamischen Wirkung kein Zweifel. Bei Gefährdeten sollte mittels Langzeit-EKG nach Rhythmusstörungen gefahndet werden, auch wenn solche subjektiv und bei der Untersuchung nicht auffallen.

IV. Formen der Angina pectoris und Vorgehen bei instabiler Angina

Den verschiedenen Formen von Angina pectoris bzw. Koronarischämie (Tab. 16) liegt, wie inzwischen klarer geworden ist, eine durchaus unterschiedliche Pathogenese zugrunde. Danach richten sich Bewertung und Vorgehen. Man muß 3 Gruppen unterscheiden:

1. Die übliche, mehr oder weniger **„stabile"** sporadische Angina. Am häufigsten ist ihr **gemischter Typ** mit wechselnder Ischämie-Schwelle. Je variabler diese ist, desto mehr sind reagible Wandanteile im Bereich exzentrischer Stenosen anzunehmen. Auf die sporadische Angina bezieht sich die Therapie, die als Dauertherapie dargestellt wurde. Bei **nächtlichem Auftreten** sind Zusatzfaktoren zu berücksichtigen (44): Lagebedingte Vorlaststeigerung durch vermehrtes Blutangebot zum Herzen, evtl. mit Herzinsuffizienz (Vorlastsenker und evtl. Digitalis), gelegentlich nächtliche Hypotonie mit mangelnder Perfusion hochgradiger Stenosen (cave blutdrucksenkende Sedativa), Kälteeinwirkung mit koronarer Tonussteigerung und Blutdruckanstieg, Bronchialobstruktion. — Erfahrungsgemäß kann eine sporadische Angina mit der Zeit auch spontan zurückgehen, wofür verschiedene Mechanismen denkbar sind; daß damit aber auch Sicherheit vor Ischämien und ihren Folgen bestünde, darf wohl kaum vorausgesetzt werden (vgl. auch Einleitung und Abschnitt I).

2. Die **instabile Angina.** Unter diesem Begriff werden verschiedene Zustände zusammengefaßt, bei denen die Prognose unsicher ist. Dies ist besonders dann der Fall, wenn trotz Therapie Anfälle von Ruhe-Angina auftreten. Die instabile Angina ist besonders in ihrer schweren progressiven Form (Status anginosus, Intermediärsyndrom) als akuter Prozess anzusehen: In der Regel handelt es sich dann um einen Intimaaufbruch über einer arteriosklerotischen Plaque, der thrombogene und gefäßkontrahierende Faktoren freisetzt und eine Plättchenthrombose mit lokalem Vasospasmus auslöst (20, 22, 30). Der von der Läsion ausgehende Thrombus ist auch angioskopisch nachweisbar (52). Der Vorgang ist also ähnlich wie beim Infarkt, und Infarkt und plötzlicher Herztod stellen auch die akute Gefahr dar. Die Intimaläsion kann aber auch relativ rasch (innerhalb von Tagen) „abheilen", so daß die akute Gefahr geringer und Zeit gewonnen wird (vgl. hierzu auch den nachfolgenden Text). Insgesamt handelt es sich also um eine Notfallsituation mit spezieller Pathogenese; dem muß beim therapeutischen Vorgehen Rechnung getragen werden. Das Therapieziel ist: Wie kann ich einen Infarkt verhüten?

3. Die seltene Sonderform der **Prinzmetal-Angina** äußert sich in Herzschmerz
   und ST-Verlagerung (meist Hebung) von längerer Dauer (Stunden), die
   sich jedoch völlig zurückbildet. Zugrunde liegen Spasmen der Koronar-
   arterien. Diese werden durch arteriosklerotische Veränderungen begün-
   stigt, sind jedoch nicht auf deren Bereich begrenzt und setzen auch keine
   höhergradige Stenosierung voraus. Daher ist die Therapie in aller Regel
   konservativ, wobei Calciumantagonisten das Mittel der Wahl sind, zusammen mit Nitraten (77). Betarezeptorenblocker sind in diesem speziellen Fall kontraindiziert, weil sie die Spasmen verstärken können (46).
   Gefahr durch Rhythmusstörungen und (selten) Herzinfarkt! Die Neigung
   zu Koronarspasmen kann auch wieder abklingen, dabei ist die Beseitigung
   zusätzlicher Reize wichtig, wobei dem Rauchen große Bedeutung zu-
   kommt (50).

Das Vorgehen bei schwerer instabiler Angina (Status anginosus) ist in Tab.
17 zusammengefaßt. Der Patient gehört als Notfall sofort in stationäre Behandlung. Die akute Infarktgefahr, d.h. Übergang zum Infarkt oder Herzin-

Tab. 16: **Formen der Angina pectoris** bzw. der anfallsweisen koronaren Ischämie

---

1.   sporadische Angina
     Belastungs-Angina
          mit relativ stabiler Ischämie-Schwelle, wobei die Belastungsgrenze höher
          oder niedriger liegen kann

     Angina mit variabler Belastungsgrenze
          (sog. gemischte Form oder dynamische Komponente)

     bis zu Spontan- oder Ruhe-Angina

     nächtliche Angina
          aufgrund verschiedener Mechanismen (Vorlaststeigerung durch vermehrtes
          Blutangebot zum Herzen, Herzinsuffizienz, Hypotonie, Kälte,
          Bronchokonstriktion)

2. instabile Angina
     Erstauftreten (innerhalb 4 Wochen) und jede Veränderung des Charakters der
     Beschwerden

     Ruhe-Angina (besonders bei Auftreten trotz Therapie)

     schwere progressive Angina
          (Zunahme von Häufigkeit, Dauer und Schwere bis zum Status anginosus
          oder Intermediärsyndrom: Akutes Infarktrisiko, besonders bei Ruhe-
          ST-Senkung)

3. Sonderform: Prinzmetal-Angina (spastische Angina)
     (spontan auftretend, Stunden dauernd, voll reversibel)

**Tab. 17: Schwere progressive Form der instabilen Angina
(Status anginosus, Intermediärsyndrom)**

Pathogenese:
meist fortgeschrittene Koronarerkrankung, zu der als akutes Ereignis ein
Intimaaufbruch mit sekundärer Thrombose und begleitendem Spasmus
hinzukommt

Risiko:
akut hohes Infarktrisiko (10 - 20 %)

besonders hohes Risiko bei Therapieresistenz
sowie bei Ruhe-ST-Senkung oder trotz Therapie weiter auftretenden
stummen Ischämien (möglichst sofortige Interventionen),

jedoch auch baldige „Heilung" des Intimaprozesses möglich, das verbleibende
Risiko erfordert aber rasche Abklärung und ggf. Interventionen

Therapie:
a. Allgemeintherapie: Bettruhe, Sedierung, Behandlung von Begleitkrankheiten

b. Nitrate oral oder als Infusion bis zur Verträglichkeitsgrenze von seiten des
Blutdrucks (systolisch etwa 100 mmHg)

Betarezeptorenblocker (ohne ISA) bis zur Verträglichkeitsgrenze seitens Herzfrequenz
und Blutdruck
(Ruhefrequenz 60 - 50 pro min)

c. Acetylsalizylsäure (300 mg tägl.)

Heparin (1000 E pro Std.)

Indikation von Calciumantagonisten noch nicht klar abgegrenzt; bei Betablocker-
vorbehandelten Patienten war Nifedipin günstig, in anderen Fällen umstritten

Indikation von thrombolytischer Therapie fraglich, eindeutig positive Ergebnisse fehlen,
bei Abwägung der Gesichtspunkte im allgemeinen z.Zt. nicht zu empfehlen

Bei ausbleibendem Erfolg oder bei Ruhe-ST-Senkung möglichst rasche Intervention
(Koronararteriographie und ggf. PTCA bzw. Bypass-Operation)

---

farkt in den nächsten Tagen, beträgt 10 - 20 %; dies Risiko zu mindern,
ist das Ziel umfassender und massiver Therapie. Die Subgruppe,
bei der die akute Phase nicht zum Abklingen gebracht werden kann oder ausgeprägte ST-Senkung (36) oder stumme Ischämien (25) bestehen, ist hoch-
gefährdet und bedarf möglichst rascher aggressiver Maßnahmen (PTCA,
Interventionen) (12, 30). Wenn sich der Zustand stabilisiert, geht das akute
Risiko zwar zurück, ist aber noch immer erhöht und erfordert eine rasche
Abklärung.

Die Therapie zur Überwindung des akuten instabilen Zustands ist dreifach: a) Allgemeinmaßnahmen (Bettruhe, Sedierung, Behandlung von Begleitkrankheiten). b) Nitrate und Betarezeptorenblocker bis zur Verträglichkeitsgrenze von Blutdruck und Herzfrequenz, Calciumantagonisten (31) können für diese Indikation als Routinetherapie vorerst nicht uneingeschränkt empfohlen werden, da sie in mehreren Studien die „kardialen Ereignisse" begünstigten (27, 39), bei einer Subgruppe mit längerer Betablocker-Vorbehandlung allerdings auch verminderten (27). Praktisch wird eine Dreiertherapie mit Nitraten, Betarezeptorenblockern und Calciumantagonisten häufig angewandt, die genauere Indikationsabgrenzung der Calciumantagonisten bei instabiler Angina bleibt jedoch abzuwarten. c) Thrombocytenaggregationshemmer und zusätzlich volle Heparinisierung; diese Therapie stellt eine prinzipielle Besonderheit bei instabiler Angina dar. Acetylsalizylsäure halbierte Infarktrate und Mortalität, die Dosis betrug 325 mg/Tag (36) bzw. 1 g/Tag (8). (Nach den Beobachtungen über die Bypassverschlußrate (74) kann man annehmen, daß auch 100 mg/Tag wirksam sind.) Vergleichende Befunde über die Heparinwirkung bei instabiler Angina sind allerdings spärlich (68). Eine Indikation zur thrombolytischen Therapie ist nicht gesichert; es gibt positive Hinweise (34), die den Entschluß zu einer Lysetherapie erleichtern könnten, wenn die Diagnose eines beginnenden Infarkts zu vermuten ist und Kontraindikationen und differentialdiagnostisch zu erwägende Zustände ausgeschlossen werden können.

V. Gleichzeitige weitere Maßnahmen und Überlegungen
Das an Risiko und Beschwerden orientierte Vorgehen

Patienten mit schweren oder therapieresistenten Beschwerden bedürfen weiterführender Diagnostik, d.h. Koronarangiographie, um die Möglichkeit einer Revaskularisation zu prüfen, also aus unmittelbar therapeutischer Indikation. Dies ist nicht strittig. Neu ist aber, daß heute der Gesichtspunkt des Risikos an entscheidende Stelle gerückt ist (54, 57) und zur Indikation aus prognostischer Sicht führen kann. Es ist heute möglich zu unterscheiden zwischen Patienten mit hohem Risiko, bei denen aggressives Eingreifen und entsprechende Voruntersuchungen zu fordern oder wenigstens anzustreben sind, und andererseits Patienten mit geringem Risiko, bei denen Interventionen keinen Vorteil bringen würden und auch weiterführende Untersuchungen in der Regel entbehrlich sind. Es kommt also zunächst darauf an, Patienten mit hohem Risiko zu identifizieren. Die Funktionsstörungen Belastungsischämie, herabgesetzte Auswurffraktion und ventrikuläre Arrhythmie, ersatzweise auch entsprechende, allerdings weniger präzise klinische Hinweise sind hier maßgeblich (vgl. Abschnitt I).
In solchen Fällen dürfen wir uns nicht damit zufrieden geben, wenn es dem Patienten besser geht, sondern müssen von vornherein und unabhängig vom

Therapieerfolg zur Koronarangiographie raten, denn dies sind die Patienten, die von einer Bypassoperation profitieren. Der früher in den Vordergrund gestellte anatomische Befund einer 1-, 2- oder 3-Gefäßerkrankung ist dafür weniger entscheidend (10, 29). Besonders hochgradige Koronarveränderungen oder Stammstenosen sind natürlich bedeutsam, machen sich aber meist schon durch starke Beschwerden oder Funktionsstörungen bemerkbar. Auf der anderen Seite ist aber auch der Gesichtspunkt nicht weniger wichtig, daß eine gute Prognose kaum noch verbessert werden kann, so daß bei Patienten mit günstigem Risiko eingreifende Maßnahmen, über Vorsorge hinaus, nicht gerechtfertigt sind.

Die Indikation zur Koronararteriographie

Zur diagnostischen Sicherung eines Koronarleidens ist eine Koronarangiographie nur in bestimmten Fällen erforderlich. Die nicht-invasiven Unter-

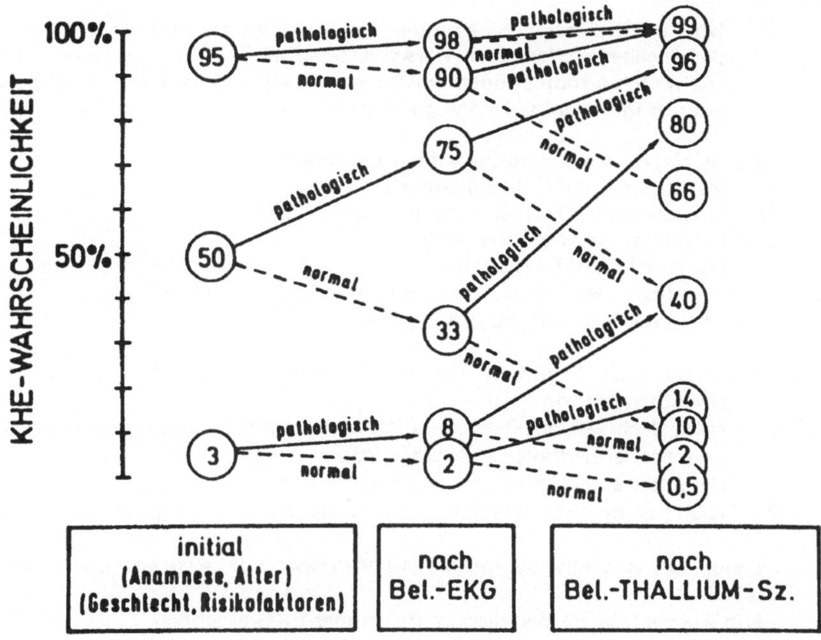

Abb. 9: Das Schema zeigt, in welchem Maße klinisches Bild und Belastungs-Tests zur Diagnose einer Koronarkrankheit beitragen. Beschwerdebild und Risikoprofil haben bereits einen hohen Aussagewert (11), der in ausgeprägten Fällen durch weitere Untersuchungen nur noch unwesentlich gesteigert wird. Vor allem in fraglichen Fällen (bei mittlerer Vor-Test-Wahrscheinlichkeit) tragen die Belastungsuntersuchungen wesentlich zur Diagnose bei. (Aus THEISEN et al. 1986 (69)).

suchungsmethoden haben zwar keine 100%ige Sensibilität und Spezifität, jedoch geht die Wahrscheinlichkeit eines Koronarleidens bereits zum großen Teil aus Beschwerdebild und Risikoprofil (Alter und Geschlecht, Risikofaktoren und familiäre Belastung) hervor (11). Abb. 9 verdeutlicht, daß die Ischämie-Tests, Belastungs-EKGs und Belastungs-Szintigraphien entsprechend dieser unterschiedlichen „Vor-Test-Wahrscheinlichkeit" in verschiedenem Ausmaß zur Diagnose beitragen (sog. Bayes'sches Theorem) (18). Bei eindeutigem klinischem Bild sind sie aus diagnostischer Sicht kaum noch erforderlich, dagegen vor allem in fraglichen Fällen nützlich. Patienten, bei denen letztlich eine „mittlere" Wahrscheinlichkeit eines Koronarleidens verbleibt, sind dann auch diejenigen, bei denen die Diagnose durch eine Koronarangiographie gesichert werden sollte. (Bei typischen Fällen ist die Koronarangiographie dagegen für die Diagnose entbehrlich, sie dient hier vielmehr nur dazu, die Möglichkeit von revaskularisierenden Maßnahmen zu prüfen.)

Tab. 18: Die Indikation zur Koronarangiographie bei Koronarkrankheit oder Verdacht auf Koronarkrankheit

---

Über die Indikation bei stummer Ischämie besteht noch keine Klarheit, die Angaben stellen einen Vorschlag aufgrund von Analogieschlüssen dar. Die weiteren Indikationen (aus anderem Grund als einer Koronarkrankheit) können hier nicht vollständig aufgezählt werden.

A.   bei Angina pectoris (Verdacht auf Koronarkrankheit)
1.   instabile Angina (Eil-Indikation!)
2.   schwere oder therapieresistente Angina
3.   bei leichter oder atypischer Angina
wenn Ischämie-Tests positiv
und/oder Auswurffraktion erniedrigt ($<$ 50 - 45 %)
und/oder Risikoprofil ungünstig

B.   bei Zustand nach Herzinfarkt (Koronarkrankheit gesichert)
1.   bei Auftreten von Angina pectoris
2.   beim Nachweis von Belastungs-Ischämie (symptomatisch oder stumm)
und/oder erniedrigter Auswurffraktion
und/oder erheblichen ventrikulären Rhythmusstörungen
3.   nach sog. nicht-transmuralen Infarkt (baldige Koronarangiographie indiziert!)

C.   bei stummer Ischämie asymptomatischer Personen ohne vorausgegangenes Ereignis
wenn Ausmaß der ST-Senkung im Belastungs-EKG erheblich
(mehr als 2,5 - 3 mm)
und/oder Belastungstoleranz und Ischämieschwelle niedrig
und/oder Auswurffraktion erniedrigt
und/oder Risikoprofil ungünstig

D.   weitere Indikationen: Bei Zustand nach Reanimation oder Kammerflimmern, bei anhaltenden Kammertachykardien, vor kardiochirurgischen Eingriffen bei älteren Patienten, zur Abgrenzung gegenüber Kardiomyopathien u.a.m.

Im übrigen richtet sich die Indikation zur Koronararteriographie nach den Gesichtspunkten Beschwerden und Risiko. Diese liegen der Tab. 18 zugrunde. Durch die Möglichkeit von schmerzlosen Ischämien werden diese Prinzipien modifiziert, aber nicht prinzipiell verändert. Abb. 10 stellt die diagnostische Kaskade dar, die bei Verdacht auf Koronarstenose zur Angiographie führt, und Abb. 11 das Vorgehen, wenn das Koronarleiden bereits gesichert ist, nämlich durch einen bereits überstandenen Herzinfarkt, aber die Möglichkeit weiterer hämodynamisch wirksamer Koronarstenosen zur Frage steht; nach solchen muß auch bei beschwerdefreien Patienten mittels Belastungstest gefahndet werden.

Hinsichtlich der Indikation bei stummen Ischämien asymptomatischer Personen ohne vorausgegangene „Ereignisse" — ein solcher Befund kann etwa im Rahmen von Vorsichtsuntersuchungen beim Vorliegen von Risikofaktoren entdeckt werden — muß man sich vorerst mit Analogieschlüssen behel-

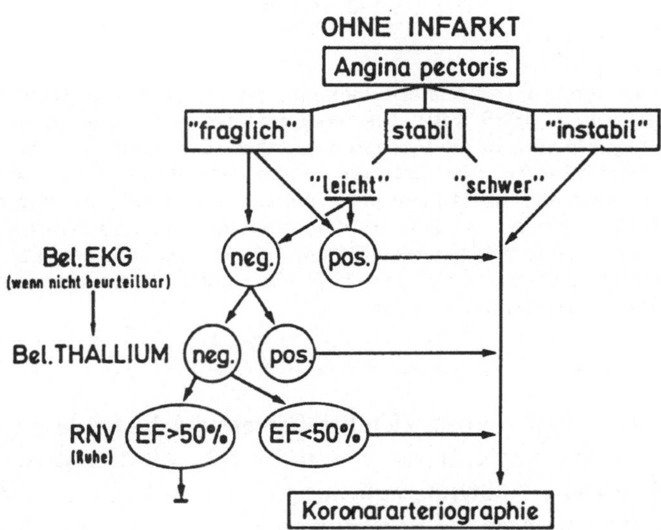

Abb. 10: Die diagnostische Kaskade beim Symptom Brustschmerz und Verdacht auf Koronarkrankheit (aus THEISEN et al. 1986 (69)). In eindeutigen und schweren Fällen kann bereits aufgrund von Symptomatik und Risikoprofil die Indikation zur Koronararteriographie gestellt werden. In fraglichen Fällen werden zunächst die Ischämie-Tests und die Bestimmung der linksventrikulären Auswurffraktion herangezogen, um die Wahrscheinlichkeit einer prognostisch bedeutsamen Koronarkrankheit zu beurteilen. Hinsichtlich stummer Ischämien läßt sich das Schema so ergänzen, daß diese in die Kategorie „fraglich" eingeschleust werden. — RNV = Radionuklid-Ventrikulographie, EF = linksventrikuläre Auswurffraktion.

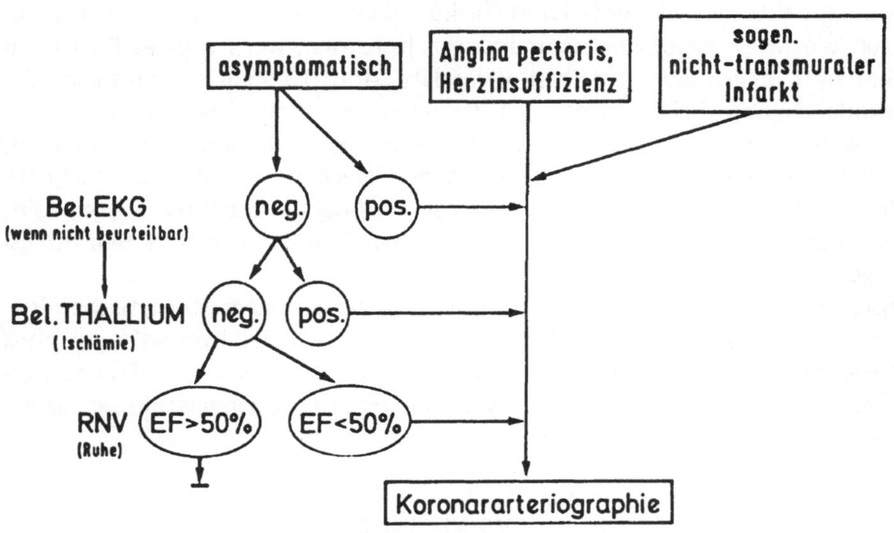

Abb. 11: Die Indikation zur Koronararteriographie bei Zustand nach Herzinfarkt (aus THEISEN et al. 1986 (69)). Die Indikation ist gegeben, wenn Hinweise auf weitere signifikante Koronarstenosen bestehen. Dies ist der Fall bei typischen Angina-Beschwerden, bei positiven Ischämie-Tests (auch bei asymptomatischen Patienten) sowie beim inkompletten, sog. nicht-transmuralen Infarkt (non Q wave-Infarkt, bei dem mit Weiterbestehen einer hochgradigen Stenose mit Gefahr eines baldigen kompletten Infarktes zu rechnen ist, allerdings gelegentlich auch schon der Verschluß eines gut kollateralisierten oder eines unwichtigen Gefäßes zugrundeliegt).

fen. Ein ungünstiges Risikoprofil, eine herabgesetzte Arbeitstoleranz oder ein Hinweis auf Kontraktionsstörungen spricht für eine Abklärung. Im übrigen kann hier auf frühere Analysen zurückgegriffen werden, nach denen bei asymptomatischen Patienten die Bedeutung einer ST-Senkung im Belastungs-EKG dann erheblich wird, wenn sie ein Ausmaß von 2,5 mm und besonders von 3 mm überschreitet (18). In Analogie zur Situation bei instabiler Angina dürfte vermutlich auch die Gesamt-Ischämie-Zeit pro 24 Std. (länger als 60 min?) von Bedeutung sein.

Nicht selten folgt das diagnostische Procedere auch einer umgekehrten Reihenfolge, nämlich dann, wenn eine Koronarstenose angiographisch bereits festgestellt wurde, deren funktionelle Bedeutung jedoch fraglich ist. Bei dieser Fragestellung sind die Ischämietests hilfreich. Es geht bei den verschiedenen Untersuchungsverfahren ja um durchaus verschiedene Aussagen: bei der Koronarangiographie um definitive Diagnose, anatomischen Befund und

Voraussetzungen für eine Intervention, bei der Untersuchung auf Kontraktionsstörungen und Belastungs-Ischämie um die funktionelle und — wie man heute weiß — auch prognostische Bedeutung der Koronarstenose.

Die Nachbehandlung nach kardialen Ereignissen

Nach einem überstandenen Herzinfarkt kann die Lebenserwartung verbessert werden, wenn eine Dauerbehandlung mit Betarezeptorenblockern durchgeführt wird (70 u.a). Dies hat sich in verschiedenen Studien mit mehreren Präparaten (ohne intrinsische sympathicomimetische Aktivität) gezeigt und läßt hinsichtlich des Mechanismus verschiedene Deutungen zu. Die genauere Analyse zeigt jedoch, daß vor allem oder überhaupt nur diejenigen Patienten einen Gewinn haben, die älter sind oder die im EKG oder klinischen Befund deutlichere Zeichen der Herzschädigung aufweisen. Überspitzt könnte man sagen, daß der Patient umso mehr profitiert, je älter und kränker er ist. Dadurch wird die Routinetherapie mit Betablockern einerseits eingeschränkt und stößt andererseits auch an die Grenzen ihrer Anwendbarkeit, sie kommt aber aufgrund von Zusatzindikationen doch sehr häufig in Betracht. Für eine Dauertherapie mit Acetylsalizylsäure gibt es gute Argumente, jedoch steht der endgültige Beweis der Wirksamkeit noch aus. Auch für Aggregationshemmer und Antikoagulantien sind daher vor allem Zusatzindikationen maßgeblich.

Die Nachbehandlung nach Bypassoperationen, nach erfolgreicher Lysebehandlung bei Herzinfarkt und nach Koronardilatation (PTCA) hatte zunächst nicht im Vordergrund des Interesses gestanden. Meist können die Koronarmittel dann reduziert oder sogar ganz abgesetzt werden. Es liegt aber auf der Hand, daß nicht alle Probleme durch diese Eingriffe aus der Welt geschafft werden können und insbesondere Re-Thrombosierungen, Bypass-Verschlüsse und Re-Stenosierungen möglichst vermieden werden müssen (67, 74, 75). Nach einer erfolgreichen Lysebehandlung ist ohnehin eine möglichst rasche Versorgung der anzunehmenden hochgradigen Koronarstenose erforderlich, und solange werden Heparin bzw. Antikoagulantien sowieso fortgesetzt. Bei der PTCA sind Heparin und Acetylsalizylsäure, diese simultan und als Nachbehandlung, derzeit üblich. Zur Verminderung von Bypassverschlüssen hat sich in Verbindung mit dem Eingriff Heparin bzw. Antikoagulation sowie simultan und als Langzeittherapie Acetylsalizylsäure (bereits in niedriger Dosierung von 100 mg pro Tag) als wirksam erwiesen (67, 74, 75).

Literatur

1. Abrams, J.: The brief saga of transdermal nitroglycerin discs: Paradise lost? Am.J. Cardiol. 1984, 54, 220 - 224
2. Amsterdam, E.A., Martschinske, R., Laslett, L.J. et al.: Symptomatic and silent myocardial ischemia during exercise testing in coronary artery disease. Am.J. Cardiol. 1986, 58, 43B - 46B.
3. v. Arnim, Th.: ST-Segment-Analyse im Langzeit-EKG. Dtsch med. Wschr. 1985, 26, 1047
3a. Assey, M.E., Walters, G.L., Hendrix, G.H. et al.: Incidence of acute myocardial infarction in patients with exercise-induced silent ischemia. Am.J. Cardiol. 1987, 59, 497 - 500
4. Bassan, M.M., Weiler-Ravell, D.: Effect of twelve-hour hiatus in propranolol therapy on exercise tolerance in patients with angina pectoris. Am. Heart J. 1983, 105, 234 - 239
5. Beyerle, A., Reiniger, G., Rudolph, W.: Ausgeprägter antianginöser und antiischämischer Effekt unter Langzeitbehandlung mit Molsidomin: Kein Anhalt für Toleranzentwicklung. Z. Kardiol. 75, 93, 1986
6. Blasini, R., Reiniger, G., Brügmann, U., Rudolph, W.: Vermeidung einer Toleranzentwicklung unter Isosorbiddinitrat durch Intervalltherapie, Herz 1984, 9, 166 - 170
7. Brown, B.G., Lee, A.B., Bolson, E.L., Dofge, H.T.: Reflex constriction of significant coronary stenosis as a mechanism contributing to ischemic left ventricular dysfunction during isimetric exercise. Circulation 1984, 70, 18
8. Cairns, J.A., Gent, M., Singer, J. et al.: Aspirin, Sulfinpyrazone or both in unstable angina. New Engl. J. Med. 1985, 313, 1369 - 1375
9. Campbell, S., Barry, J., Rebessa, G. et al.: Active transient myocardial ischemia during daily life in asymptomatic patients with positive exercise tests and coronary artery disease. Am. J. Cardiol. 1986, 57, 1010 - 1016
10. CASS principal investigators: Coronary artery surgery study (CASS): A randomized trial of coronary artery bypass surgery. Circulation 1983, 68, 939 - 950
11. Christopher, T.D., Konstantinow, G., Jones, R.H.: Bayesian analysis of data from radionuclide angiocardiograms for diagnosis of coronary artery disease. Circulation 1984, 69, 65 - 72
12. Cohen, M., Fuster, V.: Unstable angina: Is it time for more aggresive Therapy? Europ. Heart J. 1986, 7, 1014 - 1015
13. Cohn, P.F.: Prognostic significance of asymptomatic coronary artery disease. Am. J. Cardiol. 1986, 58, 51B - 56B
14. Come, PC, Bitt, B.: Nitroglycerin-induced severe hypotension and bradycardia in patients with acute myocardial infarction. Circulation 1976, 54, 624 - 628
15. Deanfield, J.E., Shea, M.J., Selwyn, A.P.: Clinical evaluation of transient myocardial ichemia during daily life in patients with stable angina: Its, Am. J. Med. 1985, 79 Suppl. 3A, 18 - 24
16. Deanfield, J.E.,: Shea M., Wilson, R.A. et al.: Direct effects of smoking on the heart: Silent ischemic disturbances of coronary flow. Am. J. Cardiol. 1986, 57, 1005
17. De Busk, R., Blomqvist, C.G., Koechoukas, N.T. et al.: Identification and treatment of low risk patients after acute myocardial infarction and coronary-artery bypass graft surgery. New Engl. J. Med. 1986, 314, 161 - 166
18. Diamond, G.A., Forrester, J.S.: Analysis of probability as an aid in the clinical diagnosis of coronary artery disease. New Engl. J. Med. 1979, 300, 1350 - 1358
19. Erikssen, J., Thaulow, E.: Follow-up of patients with asymptomatic myocardial ischemia. In: Rutishauser, W., Roskamm, H. (eds): Silent myocardial Ischemia. Berlin-Heidelberg-New York — Tokyo (Springer) 1984, p. 156 - 164

20. Fitzgerald, D.J., Roy, L., Catella, F. et al.: Platelet activation in unstable coronary disease, New Engl. J. Med. 1986, 3125, 983 - 989

21. Flessas, M.R., Ryan, C.K.: Elevation of left ventricular filling pressure resulting from isometric exercise in ischemic heart disease. Am. Heart J. 1983, 105, 339 - 342

22. Fuster, V., Chesebro, J.H.: Mechanism of unstable angina. New Engl. J. Med. 1986, 315, 1023 - 1025

23. Gage, J.E., Hess, O.M., Murakami, T., Ritter, M., Grimm, J., Krayenbühl, P.: Vasoconstriction of stenotoc coronary arteries during dynamic exercise in patients with classic angina pectoris: Reversibility by nitroglycerin, Circulation 1986, 73, 865 - 876

24. Goldstein, S., Medendorp, S.V., Landis, J.R. et al.: Analysis of cardiac symptoms preceeding cardiac arrest. Am. J. Cardiol. 1986, 58, 1195 - 1198

25. Gottlieb, S.O., Weisfeldt, M.L., Ouyang, P. et al.: Silent ischemia as a marker for early unfavourable outcomes in patients with unstable angina. New Eng. J. Med. 1986, 314, 1214 - 1219

26. Higginbotham, M.B., Morris, K.G., Coleman, R.E., Cobb, F.R.: Comparison of Nifedipine alone with Propranolol alone for stable angina pectoris including hemodynamics at rest and during exercise. Am. J Cardiol. 1986, 57, 1022 - 1028

27. The HINT research group: Report of the Holland interuniversity Nifedipine Metoprolol trial (HINT) research group: Early treatment of unstable angina in the coronary care unit: A randomized, double blind, placebo controlled comparison of recurrent ischemia in patients treated with Nifedipine or metoprolol or both. Brit. Heart J. 1986, 56, 400 - 413

28. Hollenstein, U., Blümchen, G.: Die medikamentöse Therapie der koronaren Herzerkrankung. J. Am. Med. Ass., dtsch. Ausg., 1986, 524 - 526

29. Holmes, D.R., Davis, K.B., Mock, M.B. et al.: The CASS study: The effect of medical and surgical treatment on subsequent sudden cardiac death in patients with coronary artery disease: A report from the coronary artery surgery study. Circulation 1986, 73, 1254 - 1263

30. Hugenholtz, P.G.: Unstable angina revisited once more. Europ. Heart J. 1986, 7, 1010 - 1013

31. Hugenholtz, P.G., Serruys, P.W., Fleckenstein, A., Nayler, W.: Why Ca antagonists will be most useful before or during early myocardial ischemia and not after infarction has been established. Europ. Heart J. 1986, 7, 270 - 278

32. Kannel, W.B., Abbott, R.D.: Incidence and prognosis of unrecognized myocardial infarction: An update on the Framingham study. New Engl. J. Med. 1984, 311, 1144 - 1147

33. Kenedy, P.: Intraindividuelle Dosis-Wirkungsbeziehung von Elantan long. In: Borchard, U., Raffleinbeul, W., Schrey, A. (eds): Mononitrat. München (Dr. C. Wolf Verlag) 1985, pp. 108 - 115

34. Lawrence, J.R., Sheherd, J.T., Bone, I. et al.: Fibrinolytic therapy in unstable angina pectoris: A controlled trial. Thromb. Res. 1980, 17, 1767 - 1777

35. Leon, M.B., Rosing, D.R., Bnow, R.O. et al.: Clinical efficacy of Verapamil alone and combined with propranolol in treating patients with chronic stable angina pectoris. Am. J. Cardiol. 1981, 48, 131 - 139

36. Lewis, H., Davis, J., Archibald, D. et al.: Protective effects of aspirin against myocardial infarction and death in man with unstable angina. New Engl. J. Med. 1983, 309, 396 - 403

37. Maetzel, F.-K., Castedello, Th.: Stress-Ergometrie. Herz/Kreislauf 1986, 329 - 336

38. MRFIT, Multiple Risk Factor Intervention Trial Research Group: Exercise electrocardiogram and coronary heart disease mortality. Am. J. Cardiol. 55, 15, 1985

39. Muller, J.E., Turi, Z.G., Pearle, D.L. et al.: Nifedipine and concentional therapy for unstable angina pectoris: A randomized double blind comparison. Circulation 1984, 69, 728 - 739

40. The Multifactor Postinfarction Research group: Risk stratification and survival after myocardial infarction. New Engl. J. Med. 1983, 309, 331 - 336

41. Nademanee, K., Intarachot, V., Piontek, M. et al.: Silent myocardial ischemia in exercise-induced angina: on Holter: Has it clinical significance? Circulation 1984, 70, Suppl. II, 451

42. Nademanee, K., Intarachot, V., Singh, P.N. et al.: Characteristics and clinical significance of silent myocardial ischemia in unstable angina. Am.J. Cardiol. 1986, 58, 26B - 35B

43. Pepine, C.J., Feldman, R.L., Ludbrook, P. et al.: Left ventricular dyskinesia reversed by intravenous Nitroglycerin: A manifestation of silent myocardial ischemia. Am. J. Cardiol. 1986, 58, 38B - 42B

44. Quyyumi, A.A., Efthimiou, J., Quyyumi, A. et al.: Nocturnal angina: precipitating factors in patients with coronary artery disease and those with variant angina. Brit. Heart. J. 1986, 56, 346 - 352

45. Riecker, G.: Stumme Myokardischämie. Arzneimitteltherapie 4, 181 - 183, 1986

46. Robertson, R.M., Wood, A.J.J., Vaughn, W.K., Robertson, D.: Exacerbation of vasotonic angina pectoris by propranolol. Circulation 1982, 65, 281 - 285

47. Rosoff, M.H., Cohen, M.V.: Profound bradycardia after amylnitrite in patients with a tendency to vasovagal episodes. Brit. Heart. J. 1986, 55, 97 - 100

48. Rudolph, W., Dirschinder, J., Kraus, F.: Medikamentöse Behandlung der Angina pectoris. Med. Welt 1986, 431 - 437

49. Schneider, W., Stahl, B., Bussmann, W.D., Kaltenbach, M.: Long term effects of high-dose ISDN therapy in patients with coronary heart disease. In: M. Kaltenbach, G. Kober (eds): Nitrates and nitrate tolerance in angina pectoris. Darmstadt (Steinkopf-Verlag) 1983, pp. 131 - 137

50. Scholl, J.M., Benacerraf, A., Ducimetiere, P. et al.: Comparison of risk factors in vasospastic angina without significant fixed coronary narrowing to significant fixed coronary narrowing and no vasospastic angina. Am. J. Cardiol. 1986, 57, 199 - 202

51. Selwyn, A.P., Shea, M., Deanfield, J.E. et al.: Character of transient ischemia in angina pectoris. Am. J. Cardiol. 1986, 58, 21B - 25B

52. Sherman, C.T., Litvack, F., Grundfest, W. et al.: Coronary angioskopy in patients with unstable angina pectoris. New Engl. J. Med. 1986, 315, 913 - 919

53. Silber, S.: Nitrattoleranz. Dtsch. med. Wschr. 1984, 109, 1124 - 1132

54. Silber, S.: Wann ist ein Patient mit koronarer Herzerkrankung optimal behandelt? Internist 1986, 27, 525 - 540

55. Silber, S.: Nitrat-Therapie. Herz + Gefäße 1986, 9, 372 - 380

56. Silber, S.: Nitrattoleranz: Induktion, sinnvolle Vermeidung und Konsequenzen für eine Kombinationstherapie. Habil.schrift, München 1986

57. Silber, S.: Kann das Leben von Patienten mit koronarer Herzerkrankung verlängert werden? Dtsch. Ärztebl. 1986, 2084 - 2090

58. Silber, S., Krause, K.H., Garner, Ch., Theisen, K., Jahrmärker, H.: Anti-ischemic effects of an 80 mg tablet of isosorbide-dinitrate in sustained-release form before and after two weeks treatment with 80 mg once or twice daily. Z. Kardiol. 1983, 72, Suppl. 3, 211 - 217

59. Silber, S., Vogler, A.: Die stumme Myokardischämie: Dimensionierung eines Problems. Intensivmedizin 1986, 23, 52 - 63

60. Silber, S., Vogler, A., Spiegelsberger, F., Theisen, K.: Zuverlässige Erkennung von ST-Strecken-Veränderungen im Langzeit-EKG in Ruhe und während Belastung. Klin. Wschr. 1986, 64, Suppl. V., 117 - 118

61. Silber, S., Vogler, A., Theisen, K.: Problems of anti-ischemic drug therapy in patients with insufficient nitrate response. J. Am. Coll. 1986, 7, 28A

62. Silber, S., Vogler, A., Theisen, K.: Equal anti-ischemic properties of isosorbide dinitrate plus verapamil and isosorbide dinitrate plus propranolol. A randomized double blind and crossover study. Z. Kardiol. 1986, 75, Suppl. 3, 100 - 105

63. Singh, B.N., Nademanee, K., Figueras, J., Josephson, M.A.: Hemodynamic and electrocardiographic correlates of symptomatic and silent myocardial ischemia: Pathophysiology and therapeutic implications. Am. J. Cardiol. 1986, 58, B3 - B10

64. Subramanian, V.B.: Clinical and research application of ambulatory Holter ST-segment and heart rate monitoring. Am. J. Cardiol. 1986, 58, 11B - 20B

65. Subramanian, V.B., Bowles, M.J., Davies, A., Raftery, E.B.: Combined therapy with verapamil and propranolol in chronic stable angina. Am. J. Cardiol. 1982, 49, 125 - 132

66. Subramanian, V.B., Bowles, M.J., Khurmi, N.S. et al.: Randomized double-blind comparison of verapamil and nifedipine in chronic stable angina. Am. J. Cardiol. 1982, 50, 696 - 703

67. Symposion coronary artery disease: Prevention of thrombosis following angioplasty, bypass, infarction, Lysis. München, Jan. 24. - 25., 1986

68. Telford, A., Wilson, C.: Trial of heparin versus atenolol in prevention of myocardial infarction in the intermediate coronary syndrom. Lancet, 1981, 1, 1225 - 1228

69. Theisen, K., Angermann, Ch., Silber, S., Weber, M., Jahrmärker, H.: Überflüssige kardiologische Diagnostik. Internist 1986, 27, 552 - 565

70. Timolol study. Norwegian multicenter study group: Timolol induced reduction in mortality and reinfarction in patients surviving acute myocardial infarction. New Engl. J. Med. 1981, 305, 801 - 807

71. Tzivoni, D., Gavish, A., Benhorin, J. et al.: Myocardial ischemia during daily activities and stress. Am. J. Cardiol. 1986, 58, 47B - 50B

72. Usitalo, A., Arstila, M., Bae, E.A. et al.: Metoprolol, Nifedipine, and the combination in stable effort angina. Am. J. Cardiol. 1986, 57, 733 - 737

73. Vogler, A., Spiegelsberger, F., Silber, S., Theisen, K.: Placebokontrollierte Beurteilung von Wirkungsausmaß und -dauer einer 120 mg Kapsel Isosorbiddinitrat (ISDN)-retard. Z. Kardiol. 1986, 75, 81

74. Weber, M.A., v. Schacky, C., Lorenz, R. et al.: Niedrig dosierte Acetylsalizylsäure nach aortokoronarer Bypassoperation. Klin. Wschr. 1984, 62, 458 - 464

75. Weber, M.A.: Koronare Herzerkrankung: Verhinderung von Progression und Rezidiv nach revascularisierenden Interventionen durch antithrombotische Therapie. Habil. schrift, München 1987

76. Winniford, M., Fulton, K.L., Corbett, J.R. et al.: Propranolol-Verapamil versus Propranolol-Nifedipine in severe angina pectoris of effort: A randomized, double blind, crossover study. Am. J. Cardiol. 1985, 55, 281 - 285

77. Winniford, M.D., Gabliani, G., Johnson, S.M. et al.: Concomitant calcium antagonist plus isosorbide dinitrate therapy for markedly active variant angina. Am. Heart. J. 1984, 108, 1269 - 1278

Ist das Stufenschema der Hochdruckliga zur Behandlung des Hochdrucks heute noch aktuell?

V.H. Heimsoth

In den letzten Jahren ist sehr viel Kritik an dem Hochdruckligaschema geäußert worden. Die Auseinandersetzungen sind zum Teil sehr polemisch und kontrovers. So hält Flörkemeier den Stufenplan der Hochdruckliga nicht nur für überflüssig, sondern er stuft ihn sogar als gefährlich ein (6). Kritik ist jedoch nicht nur von Ärzten außerhalb der Hochdruckliga zu hören. Vielmehr zeigt sich eine erhebliche Uneinigkeit unter den Meinungsbildnern in der Hochdruckliga selbst. Während beispielsweise mehrheitlich Reserpin und dessen Kombinationen abgelehnt werden, geht Bock davon aus, daß Reserpin, würde es heute eingeführt werden, sehr bald zu den Präparaten 1. Wahl gehörte (3, 4). Er spricht von einer Manipulation des Meinungsklimas, das den Krankenkassen schon viele 100 Millionen DM gekostet habe. Kontrovers diskutiert man auch unter den Vätern des Hochdruckligaschemas, welche Substanzen beziehungsweise Substanzgruppen den einzelnen Stufen des Behandlungsschemas zuzuordnen sind. Hayduck würde, entgegen den Empfehlungen, gern Prazosin und Labetalol in der 1. Stufe sehen (7). Andere dagegen würden ACE-Hemmer bevorzugen. Philipp vermißt eine Berücksichtigung der Differential-Therapie und hält damit das Schema für unvollständig, Anlauf dagegen eine Unterscheidung von milder und mittelschwerer bis schwerer Hypertonie (9, 2). Über die besonders im Hochdruckligaschema herausgestellten Betablocker sagt Holzgreve, sie hätten im Vergleich zu den Diuretika den Test in den großen Studien nicht bestanden (8).

Das Verordnungsverhalten der Ärzte der Bundesrepublik macht ebenfalls deutlich, daß das Hochdruckligaschema in keiner Weise berücksichtigt wird. Insofern hat Anlauf Recht, wenn er auf einem Workshop in Baden-Baden 1985 ausführt: Das Ligaschema ist die eine Sache, das Verhalten vieler oder der meisten Ärzte ist eine andere (2). Auch die pharmazeutische Industrie folgt ganz den Verordnungsgepflogenheiten der niedergelassenen Ärzte. Sie paßt sich dem Markt an. Sowohl ihre Mehrfachkombinationen wie auch die seitens der Hochdruckliga nicht als Monosubstanz empfohlenen Präparate zeigen beste Absatzerfolge bei der Erstbehandlung des Hochdrucks. All dies macht deutlich: Es klafft eine große Lücke zwischen den Empfehlungen der Hochdruckliga und der Praxis. Das Hochdruckligaschema ist nicht nur nicht aktuell, sondern es findet kaum eine entsprechende Beachtung bei der niedergelassenen Ärzteschaft.

Dies ist deshalb sehr bedauerlich, weil sich gerade die Hochdruckliga außerordentliche Verdienste bei der Bekämpfung der Volkskrankheit Nr. 1 in Deutschland erworben hat. Nicht zuletzt ist es der Hochdruckliga zu verdanken, daß bei uns der Hochdruck erfolgreich in das Bewußtsein der Ärzte und der Bevölkerung gerückt wurde.

Warum finden nun die Hochdruckligaempfehlungen keine Resonanz? Hierfür gibt es eine ganze Anzahl von Gründen. So sind die Forderungen an ein einfaches, allgemeingültiges Schema nicht erfüllt (Tab. 1). Der Hochdruck ist für den niedergelassenen Arzt nur eine von vielen Erkrankungen. Ein Schema muß daher ohne viele Erläuterungen und zusätzliche Lesearbeit verständlich sein. Der erforderliche Kompromiß müßte da gemacht werden, wo die Praxisnähe gefördert wird. Begriffe wie postsynaptische Alpha-1-Blocker oder zentrale Alpha-II-Stimulatoren verwirren und verstoßen gegen das Gebot der Allgemeinverständlichkeit. Ein Schema muß nicht dem letzten wissenschaftlichen Standard entsprechen. Es muß vielmehr so geschaffen sein, daß es für den Arzt in der Praxis eine echte Hilfe darstellt.

Tab. 1: Forderungen an ein Hochdrucktherapieschema

Einfach

Eignung für die Mehrheit
der Patienten u. Ärzte

Berücksichtigung der
Arzneimittelsicherheit

Beachtung der Kosten

Hinweise für eine Differential-
Therapie

Konzeption für einen
längerfristigen Gebrauch

Die Einteilung der Behandlungsempfehlungen in Stufen, die sich an der Schwere des Hochdrucks orientieren, ist deshalb nicht gerechtfertigt, weil die empfohlenen Substanzen sich kaum in ihrer Wirkungsstärke unterscheiden. Bei der Monotherapie erreichen alle Substanzen Behandlungserfolge zwischen 50 und 65 %. Berücksichtigt man ferner noch, daß der Patient ohnehin sehr individuell auf eine Substanz anspricht, das heißt, die eine wirkt, die andere wirkt bei dem gleichen Patienten nicht, dann wird deutlich, wie wenig sinnvoll eine derartige Stufenempfehlung ist. Die Wirkungsstärke einer Hochdrucktherapie ist eher von der Menge der verordneten Substanz, als von der Substanz selbst abhängig.

Auch können die Ärzte deshalb dem Stufenschema nicht folgen, weil gerade das Medikamentenangebot für die milde Hypertonie, das heißt also die am häufigsten vorkommende Hochdruckform (etwa 80 %), einfach zu gering ist. Es ist auch nicht einzusehen, warum gerade ACE-Hemmer, wie z.B. Pres®, Xanef® oder Tensobon®, die eine hervorragende Verträglichkeit vorzuweisen haben, von der Behandlung der milden Hypertonie ausgeschlossen werden sollen. Sie können durchaus auch im Rahmen der Monotherapie verordnet werden. Bei den heute empfohlenen geringen Dosierungen ist nunmehr auch das Preisniveau den anderen, in der Hochdruckbehandlung üblichen Präparaten angeglichen. Unverständlich ist auch, daß man dem Alpha-1-Blocker Prazosin, als Minipress® im Handel bekannt, nicht den gebührenden Platz einräumt. Gerade durch seine günstige Beeinflussung des Fettstoffwechsels und der dadurch gegebenen Minderung des atherogenen Risikos würde sich diese Substanz für die Behandlung der milden Hypertonie empfehlen.

Wenig Verständnis kann man dafür aufbringen, daß der Arzt bei der Erstbehandlung des Hochdrucks zunächst dahingehend bevormundet werden soll, eine Monotherapie zu betreiben. Bei Berücksichtigung geringer Dosierungen haben sich Zweier- und auch Dreierkombinationen hervorragend bewährt. Sie sind durch geringere Nebenwirkungen ausgezeichnet und weisen Erfolgsraten um 80 % auf. Eine Monotherapie ermöglicht dagegen nur in etwa 50 % der Fälle eine ausreichende Blutdrucksenkung. Nicht umsonst ist deshalb beispielsweise Trepress®, eine Kombination aus Chlortalidon, Oxprenolol und Hydralazin, eines der am meisten verordneten Betablockerkombinationspräparate. Der niedergelassene Arzt kann nicht lange herumprobieren. Er braucht sehr bald einen Behandlungserfolg, wenn er den Patienten zufriedenstellen will. Er kann sich am besten mit einem Schema identifizieren, das ihm die freie Auswahl und die freie Kombination von Präparaten aus einem möglichst großen Angebot erlaubt. Er wird dann seine Substanz oder seine Substanzkombination wiederfinden, mit der er Erfahrung hat.

Bei einer Massen- und Langzeit-Behandlung, wie sie nun einmal der Hochdruck darstellt, müssen höchste Ansprüche an die Arzneimittelsicherheit gestellt werden. So sollte bei der Hochdruckbehandlung streng zwischen der Therapie der milden und der mittelschweren bis schweren Form des Hochdrucks unterschieden werden. Während bei der schweren Form der Hypertonie die Blutdrucksenkung das wesentliche Ziel der Behandlung ist, müssen bei der Behandlung der milden Hypertonie besondere Forderungen an das Präparat gestellt werden. Diese müßten einem idealen Antihypertoni-

kum nahekommen (Tab. 2). Wenn man auch bei allen verfügbaren Hochdruckmitteln heute eine sichere Blutdrucksenkung als belegt voraussetzen kann,
fehlt dagegen bei den meisten eine bewiesene Wirksamkeit gegen Hochdruckkomplikationen. Dieser Nachweis wurde lediglich für Reserpin und Saluretika
erbracht. In mehreren Studien konnte unter anderem gezeigt werden, daß
Kombinationen von Reserpin denen von Betablockern, sowohl in der Häufigkeit von Nebenwirkungen, als auch im Erfolg der Blutdruckbehandlung
gleichzusetzen sind (10, 11). Bei einer dieser Untersuchungen wurden sogar

Tab. 2: Forderungen an ein ideales Antihypertonikum

Sichere Blutdrucksenkung
Wirksamkeit gegen Hoch- druckkomplikationen
Langzeitverträglichkeit
Günstiger Preis

nur in der Gruppe der Betablocker-behandelten Patienten Depressionen
beobachtet (11). Wenn auch für die Saluretika in vielen Studien die Wirksamkeit gegen Hochdruckkomplikationen nachgewiesen werden konnte,
so haben doch in den letzten Jahren metabolische Störungen, insbesondere
Fettstoffwechselstörungen, dazu geführt, daß man den Einsatz der Thiazide
in der Hochdruckbehandlung heute kritischer beurteilt. Sicherlich sind diese
Störungen dann weniger häufig anzutreffen, wenn die heute empfohlene
Niedrigdosistherapie eingehalten wird. Andererseits fragt sich jedoch, ob
man nicht zur Behandlung des Hochdrucks Schleifendiuretika einsetzen
sollte, die durch ganz erhebliche Vorteile ausgezeichnet sind (Tab. 3). Anders
als Schleifendiuretika vermindern Thiazide die Glomerulumfiltration und die
Nierendurchblutung. Unterhalb eines Filtrates von 30 ml/min. sind Thiazide
im Gegensatz zu Schleifendiuretika unwirksam. Kaliumverluste und Hyperglykämien werden unter Schleifendiuretika weniger häufig beobachtet als
unter Thiazid-Diuretika-Behandlung. Gesicherte Belege für eine Fettstoff-
wechselstörung unter Schleifendiuretikabehandlung liegen nicht vor. Bislang
erfuhren Schleifendiuretika durch ihren raschen Wirkungseintritt und die
kurze Wirkungsdauer eine Einschränkung. Mit der Entwicklung von protrahiert wirkenden Schleifendiuretika, z.B. Retardformen von Furosemid, ist
hier eine Änderung eingetreten. Die Vorteile einer Behandlung mit Schleifendiuretika gegenüber einer solchen mit Thiazid-Diuretika ist eindeutig. Kombinationen mit Kaliumsparern, etwa Triamteren, wie sie in dem Präparat
Hydrotrix® oder Diutrix® vorliegen, stellen ideale Medikamente für die
Hochdrucklangzeittherapie dar. Sie sind den bisher eingesetzten Thiazid-
diuretika-Kombinationen mit Triamteren und Amilorid eindeutig überlegen.

Tab. 3: Vergleich protrahiert wirkender Schleifendiuretika mit Thiaziden

	Schleifendiuretika:	Thiazide:
Glomeruläre Filtration:	unbeeinflußt	vermindert
Nierendurchblutung:	verbessert	vermindert
Niereninsuffizienz: GFR < 30 ml/min.	wirksam	unwirksam
Kaliumverlust:	geringer	stärker
Hyperglykämie:	geringer	stärker
Fettstoffwechsel- störungen:	nicht gesichert	gesichert
Hyperurikämie:	geringer	stärker

Bei den Empfehlungen für ein Behandlungsschema sollten Substanzen und nach Möglichkeit nicht Substanzgruppen angegeben werden. Aus Gründen der Arzneimittelsicherheit bestehen hier erhebliche Bedenken insofern, als noch ungenügend geprüfte, neuentwickelte Präparate dann sofort für die 1. Behandlungsstufe empfohlen werden müßten. Es sei als warnendes Beispiel hier an Practolol erinnert, das aus dem Handel genommen werden mußte. Da jedoch die Gruppe der Betablocker und auch die der Saluretika außerordentlich groß ist, ist es leider unmöglich, die Einzelsubstanzen aufzuführen. Der Rahmen eines Schemas würde so gesprengt werden.

Ein Behandlungsschema, das aktuell sein soll, kann heute nicht ohne Berücksichtigung der Arzneimittelkosten erstellt werden. Nach Adam, Behrends und Henke wurden im Jahre 1984 im Rahmen der gesetzlichen Krankenversicherung 1,4 Milliarden DM für Antihypertonika aufgebracht (1). Diese Autoren haben kürzlich darauf hingewiesen, daß der Ersatz von Reserpin-Präparaten durch andere Antihypertonika mit erheblichen Kostensteigerungen bei der Therapie des Hochdrucks verbunden sein wird. Es geht daher nicht an, daß das Meinungsklima weiter gegen Reserpinpräparate angeheizt wird. Dieser Vorwurf richtet sich gegen die Mehrzahl der Hochdruck-Experten. Es ist nicht Unkenntnis, wie Burck meint, wenn der niedergelassene Arzt beispielsweise das kostengünstigste Präparat Modenol® verordnet (5). Es ist vielmehr ein Zeichen einer differenzierten Auseinandersetzung mit der Hochdruck-Therapie, wenn die Forderung an ein ideales Antihypertonikum berücksichtigt wird. Diese besteht nämlich in einer sicheren Blutdrucksenkung, einer nachgewiesenen Wirksamkeit gegen Hochdruckkomplikationen, einer bewiesenen Langzeitverträglichkeit und schließlich einem günstigen Preis. Gerade hier müssen wir umdenken, sonst ist die Hochdruckbehandlung nicht mehr finanzierbar.

Nicht zu Unrecht vermißt Philipp in dem Hochdruckschema ein Eingehen auf eine Differentialtherapie und dies, obwohl Zweiterkrankungen, Risikofaktoren und Kontraindikationen eher die Regel als die Ausnahme sind (9). Allein 60 % der Hypertoniker weisen eine latente oder eine manifeste Herzinsuffizienz auf. Daher sind Hinweise nötig, die zum Beispiel den Einsatz eines Präparates erlauben, für das weitere Indikationen bestehen. Eine derartige Berücksichtigung kann eine compliance-schädigende Mehrtablettenbehandlung vermeiden helfen.

Schließlich muß ein Hochdrucktherapieschema auch berücksichtigen, daß der Arzt eine gewisse Erfahrung im Umgang mit derartigen Empfehlungen erwerben muß. Die laufend erfolgenden Änderungen — im Zweijahresrhythmus — stehen damit ebenfalls einer vernünftigen praktischen Anwendung eines Schemas entgegen. Hier muß sich der forschende Hochdruckexperte zu einem Kompromiß zugunsten älterer, bewährter Präparate bereitfinden. Er darf sich nicht faszinieren lassen von Untersuchungsergebnissen, die er vielleicht selbst mit Neuentwicklungen im Rahmen seiner eigenen kleinen Untersuchungsgruppe erarbeitet hat. Das Schema muß nicht die letzten Modeerscheinungen mitmachen.
Wie sieht nun eine aktuelle Hochdruckbehandlungsempfehlung aus?
Durch das Bekanntwerden der verschiedenen großen Interventionsstudien ist sehr viel Verwirrung eingetreten. So wird die Frage diskutiert, ob man die milde Hypertonie (diastolischer Blutdruck zwischen 90 und 105 mmHg bei beliebig erhöhten systolischem Blutdruck) überhaupt noch behandeln soll. Folgt man einer derartigen Diskussion, muß man sich ernsthaft fragen, ob beispielsweise eine stabile Hypertonie von 270/105 mmHg bei einem 50jährigen Mann eine Behandlungsindikation darstellt. Die gleichen Experten weisen jedoch darauf hin, daß eine direkte Abhängigkeit zwischen Sterblichkeit und Höhe des Blutdrucks, und zwar sowohl des systolischen als auch des diastolischen Blutdrucks, nachgewiesen ist. Die Diskussionen sind diesbezüglich endlos, die Aussagen von seiten der Hochdruckligamitglieder sehr uneinheitlich. Wie soll sich nun der niedergelassene Arzt verhalten? Hier kann es doch nur heißen, daß jeder sicher nachgewiesene Hochdruck zu behandeln ist. Zwei wesentliche Konsequenzen lassen sich jedoch aus den großen Interventionsstudien ziehen: Allgemeinmaßnahmen (Diät, Gewichtsreduktion, körperliche Aktivität und Psychotherapie) einerseits und eine medikamentöse Therapie mit möglichst niedrigen Dosierungen der Antihypertonika andererseits sollten in der Praxis des niedergelassenen Arztes stärker beachtet werden.

Vor Beginn einer Hochdruckbehandlung sind alle möglichen differentialtherapeutischen Gesichtspunkte zu berücksichtigen. In den Tabellen 4 und 5 sind die wesentlichen und am häufigsten vorkommenden Begleiterkrankungen des Hochdrucks aufgeführt, an der sich die Auswahl des jeweiligen Präparates oder der Präparatekombination orientieren sollte.

Tab. 4: Differentialindikationen bei dem Einsatz von Hochdruckmitteln

Medikamente	Herzin-suff.	Steno-kardie	Brady-kardie	Broncho-spasmus	Funkt.-Stör./ Erkrankungen der Niere	Granulo-cytopenie
Thiazide	+	0	0	0	–	0
Schleifendiuretika	+	0	0	0	++	0
Kaliumsparende Diuretika	0	0	0	0	–	0
Reserpin	0	0	–	0	0	0
Betablocker	––	++	–	––	(–)	0
Labetalol	0	++	–	0	0	0
Verapamil Diltiazem	0	++	–	0	0	0
Nifedipin Nitrendipin	0	++	+	0	0	0
ACE-Hemmer	++	0	0	0	(–)	–
Clonidin	0	0	–	0	0	0
Prazosin	++	0	+	0	0	0
Dihydralazin	+	––	+	0	0	0

+ wird empfohlen
0 keine Störung
– sollte vermieden werden, gefährlich

Tabelle 6 führt die wichtigsten Substanzen beziehungsweise für Saluretika und Betablocker Substanzgruppen auf, die für die medikamentöse Hypertonie gleichrangig eingesetzt werden können. Soweit es möglich war, wurden die Namen der Substanzen, mit denen gute Erfahrungen vorliegen, aufgeführt. Aus geschilderten Gründen wurde bewußt auf eine Stufeneinteilung verzichtet, um nicht einem Präparat gegenüber einem anderen eine Vorrangstellung einzuräumen. Ebenso wurde dem Arzt völlig freigestellt, ob er sich für eine Mono- oder Kombinationsbehandlung entscheidet. Nach eigenen Vorstellungen kann er jedes dieser Medikamente wählen. Es wurde lediglich zwischen Medikamenten mit einem geringen und solchen mit einem höheren Überwachungsaufwand unterschieden. Argumente für den geringeren Überwachungsaufwand waren in der Regel vorliegende, genügende Langzeiterfahrungen für diese Medikamente. Für die Calciumantagonisten wurde berücksichtigt, daß diese schon langjährig als Coronartherapeutika in Gebrauch sind. Ein höherer Überwachungsaufwand wurde dagegen bei den Präparaten gefordert, bei denen noch nicht genügende Langzeiterfahrungen vorliegen,

Tab. 5:

Medikamente	Diabetes mellitus	Fettstoff-wechselstör.	Elektrolyt-störungen	Hyperurikämie
Thiazide	— —	— —	— —	— —
Schleifendiuretika	(−)	?	−	−
Kaliumsparende Diuretika	0	0	— —	0
Reserpin	0	0	0	0
Betablocker	— —	— —	0	0
Labetalol	0	(+)	0	0
Verapamil Diltiazem	0	0	0	0
Nifedipin Nitrendipin	0	0	0	0
ACE-Hemmer	0	0	(−)	0
Clonidin	0	0	0	0
Prazosin	0	++	0	0
Dihydralazin	0	0	0	0

+ wird empfohlen
0 keine Störung
− sollte vermieden werden, gefährlich

wie etwa bei den ACE-Hemmern und dem Labetalol. Wegen der Erfordernisse, differentialtherapeutische Gesichtspunkte strenger zu beachten, wurden daher die Betablocker und auch (Di-)Hydralazin dieser Gruppe zugeordnet. Dies beinhaltet ausdrücklich nicht, daß sie etwa Medikamente 2. Wahl wären. Sie können vielmehr, je nach Belieben des Therapeuten, genauso als 1. Wahl eingesetzt werden wie die Präparate der anderen Gruppe. Alle hier aufgeführten Substanzen beziehungsweise auch Substanzgruppen können damit bei Berücksichtigung der differentialtherapeutischen Gegebenheiten verordnet werden. Alle Substanzen können im übrigen miteinander kombiniert werden, sofern die Ausnahmen, die durch ein Symbol[*] gekennzeichnet sind, berücksichtigt werden. Grundsätzlich kann damit der Arzt bei diesem Behandlungsplan frei wählen. Er befindet sich dann stets immer noch im Einklang mit dieser Behandlungsempfehlung. Auch die unterschiedlichen Kombinationspräparate, die auf dem Markt angeboten werden, finden hier ihre Entsprechung.

Tab. 6: Medikamentöse Therapie und Überwachung des Patienten

Geringerer Überwachungsaufwand:	Höherer Überwachungsaufwand:
Saluretikum	Betablocker *)
oder/und	oder/und
Reserpin *)	ACE-Hemmer
oder/und	oder/und
Prazosin	Labetalol *)
oder/und	oder/und
Clonidin *)	Dihydralazin
oder/und	
Nifedipin Nitrendipin	
bzw.	
Verapamil *) Diltiazem *)	

*) sollten nicht miteinander kombiniert werden

Für die Behandlung der milden, mittelschweren und schweren Hypertonie ergeben sich keine besonderen Gesichtspunkte. Auch hier kann das Vorgehen individuell gestaltet werden.

Die Behandlungsempfehlung wäre damit einfach und für die Mehrzahl der Patienten und Ärzte anwendbar. Durch die besondere Berücksichtigung des bisher negativ beurteilten Reserpins werden auch Möglichkeiten für eine kostengünstige Behandlung eröffnet.

Die Präparateempfehlung entspricht der Verordnungsgepflogenheit der Ärzte, wie wir sie im Rahmen von interaktionellen Workshops bei nahezu 1500 niedergelassenen Ärzten ermitteln konnten. Jeder Arzt wird seine Verordnungsgepflogenheit in der obigen Behandlungsempfehlung wiederfinden. Er braucht nicht mehr das Gefühl zu haben, durch Nichtbeachtung der bisherigen Hochdruckligaempfehlungen einen Fehler zu begehen.

Literatur

1. Adam, H., C. Behrens, K.-D. Henke: Kosten alternativer Arzneimitteltherapie bei Hypertonie, Verl. Dr. E. Banaschewski, Münch. (1986)
2. Anlauf, M.: Argumente für und wider die Erweiterung in Stufe 1 des Liga-Schemas, Fortschr. Med. 104 Jg. (1986), Sonderheft Nr. 1
3. Bock, K.D., M. Anlauf: Die Qual der Wahl — das Dilemma der Hochdrucktherapie, Münch. med. Wschr. 126 (1984), Nr. 16
4. Bock, K.D.: Reserpinhaltige Kombinationspräparate zur Behandlung der Hypertonie, Intern. Praxis 26 (1986), 4, 763
5. Burck, H.Ch.: Ich begrüße Ihre Kritik, Med. Trib. 39 (1985)
6. Flörkemeier, V.: Stufenplan der Hochdruckliga. Nicht nur überflüssig, sondern sogar gefährlich, Med. Trib. 24 (1985)
7. Hayduck, K.: Stufenschema der Hochdruckliga im Kreuzfeuer, Münch. med. Wschr. 127 (1985), Nr. 9
8. Holzgreve, H.: Therapeutische Konsequenzen von Risikofaktoren und Begleiterkrankungen, Fortschr. Med. 104 Jg. (1986), Sonderheft Nr. 1
9. Philipp, Th.: Stufenschema zur Behandlung der arteriellen Hypertonie, Ein Kommentar, Nieren- und Hochdruckkrankheiten 15, Nr. 1 (1986), S. 41 - 45
10. Veterans Adm. Med. Centers: Low doses versus standard dose of reserpin, J. Am. med. Ass. 248, 2471 (1982)
11. Veterans Adm. Coop. Study Group on Antihypert. Agents: Propranolol in the treatment of essential hypertension, J. Am. med. Ass. 237, 2303 (1977)

Digitalis oder Diuretika in der Dauertherapie der chronischen Herzinsuffizienz

D. Loew

Infolge Verschiebungen in der Alterspyramide und einem Anstieg älterer Menschen an der Gesamtpopulation ist mit einer Zunahme an herzinsuffizienten Patienten zu rechnen. Nach US-amerikanischen Angaben liegt die Häufigkeit der Herzinsuffizienz bei 1,2 % der Bevölkerung (9). Etwa 2 % im Alter von über 74 Jahren befinden sich mit der Hauptdiagnose „Herzinsuffizenz" in stationärer Behandlung (2). Die jährliche Inzidenz an Herzinsuffizienz wird für das männliche Geschlecht mit 3,7 pro Tausend Personen und für das weibliche Geschlecht mit 2,5 pro Tausend Personen angegeben.

Ätiologisch kommen kardiale und/oder extrakardiale Ursachen in Frage (Tab. 1). Meist handelt es sich um eine Linksherzinsuffizienz, wobei die

Tab. 1: Kardiale und extrakardiale Ursachen der Herzinsuffizienz

Ursachen	Kardial	Extrakardial
Drucküberlastung:	Aortenstenose	Hypertonie
Volumenüberlastung:	Aorteninsuffizienz Mitralinsuffizienz angeborene Vitien	
Füllungsbehinderung:	Mitralstenose	konstriktive Pericarditis
Erkrankung der Herzmuskelzelle:	hypertrophe Kardiomyopathie dilative Kardiomyopathie Myocarditis	toxische Kardiomyopathie metabolische Kardiomyopathie endokrine Kardiomyopathie
Abnahme kontraktiler Muskelmasse:	koronare Herzkrankheit Zustand nach Herzinfarkt	

Abnahme der kontraktilen Muskelmasse wie beispielsweise bei der koronaren Herzerkrankung oder Zustand nach Herzinfarkt als kardiale und die arterielle Hypertonie als extrakardiale Ursache im Vordergrund stehen. Eine Rechtsherzinsuffizienz ist meist Folge einer Lungenerkrankung oder einer sekundären Überlastung des rechten Ventrikels durch eine Linksherzinsuffizienz.
Gemäß der Klassifikation nach der New York Heart Association (NYHA) werden klinisch 4 Schweregrade unterschieden (Tab. 2). Diese Einteilung hat sich im Rahmen der Beurteilung des Stellenwertes verschiedener Therapieprinzipien bewährt. Die Manifestation der Herzinsuffizienz kann akut (z.B. Asthma kardiale, kardiogener Schock) oder chronisch mit den charakteristischen Symptomen wie Dyspnoe, Cyanose, Ödemen und anderen Stauungserscheinungen auftreten.

Tab. 2: Einteilung der Herzinsuffizienz nach NYHA

Stadium I:	keine Einschränkung der Leistungsfähigkeit
Stadium II:	geringe Einschränkung der Leistungsfähigkeit, Beschwerden bei mittlerer Belastung
Stadium III:	deutliche Einschränkung der Leistungsfähigkeit, Beschwerden bei geringer Belastung
Stadium IV:	hochgradige Einschränkung der Leistungsfähigkeit, Beschwerden unter Ruhebedingungen, Verstärkung unter geringster Belastung

Für die tägliche Praxis stellt sich zwangsläufig die Frage nach einer rationalen, risikoarmen und kostengünstigen Behandlung. Legt man der Herzinsuffizienz neuere pathophysiologische Erkenntnisse zugrunde, dann sind heute differential-therapeutische Überlegungen notwendig.
Entsprechend dem gestellten Thema wird deshalb nur der aktuelle wissenschaftliche Stand der Digitalis-Glykoside und Diuretika in der Dauertherapie der chronischen Herzinsuffizienz abgehandelt.

Digitalis-Glykoside

Die Anwendung von Herzglykosiden (Tab. 3) basiert auf den bekannten pharmakodynamischen Wirkungen der Steigerung der Kontraktilität, der Verlangsamung der Schlagfrequenz, der Verzögerung der Erregungsleitung und der Begünstigung heterotroper Erregungsbildung. Die positiv inotrope Wirkung ist um so ausgeprägter, je geringer die Kontraktionskraft des Herzens vor der Glykosid-Medikation war. Die verbesserte kardiale Auswurfleistung

Tab. 3: Kardiale und extrakardiale Wirkungen der Herzglykoside

kardial:	positiv inotrop
	negativ chronotrop
	negativ dromotrop
	positiv bathmotrop
extrakardial:	zentralnervöse Störungen
	gastrointestinale Störungen
	hormonelle Störungen
	vasokonstriktorische Wirkung
	allergische Reaktionen

führt zur Abnahme der kompensatorisch gesteigerten Sympathikus-Aktivität mit Senkung der Herzfrequenz und des Arterien- bzw. Venentonus. Neben der kardialen können nach den Herzglykosiden auch extrakardiale Wirkungen auftreten. Hierbei handelt es sich jedoch fast ausschließlich um unerwünschte Arzneimittelwirkungen infolge einer Fehl- oder Überdosierung. Aus diesem Wirkprofil wurden für die Herzglykoside eine Reihe von Indikationen abgeleitet (Tab. 4), die in den letzten Jahren nach kritischer Beurteilung einer Neuordnung unterzogen wurden (1). Nach wie vor sind absolute Tachyarrhythmie mit Vorhofflimmern bzw. Vorhofflattern und paroxysmales Vorhofflimmern bzw. Vorhofflattern absolute, uneingeschränkte und allgemein anerkannte Indikationen. Durch Verlängerung der AV-Knotenrefraktärzeit wird die Zahl der den Ventrikel erreichenden Vorhofimpulse vermindert. Herzglykoside sind hier fast immer wirksam. Ursache von Therapieversagern beim paroxysmalen Vorhofflimmern ist u.a. ein unerkanntes Sinusknotensyndrom.
Umstritten und kontrovers wird die generelle Anwendung von Herzglykosiden bei der chronischen Herzinsuffizienz diskutiert.
Eine Reihe gut durchgeführter Studien haben ergeben, daß bei Patienten mit manifester Herzinsuffizienz nach Absetzen der Digitalis-Präparate keine Verschlechterung des Allgemeinzustandes aufgetreten ist (1). Generell sind Herzglykoside anerkannt bei der manifesten Herzinsuffizienz NYHA III — IV und nicht gesichert für das Stadium NYHA II.
Infolge Abnahme von Rezeptoren und einer reduzierten Stimulierbarkeit bei der koronaren Herzkrankheit und dilativen Kardiomyopathie kann die Anwendung hoher Glykosiddosen — meist angewandt wegen eines ausbleibenden Erfolges — problematisch werden (1). Bei diesen besonders Glykosidempfindlichen Patienten sollten deshalb bei Unwirksamkeit der Glykoside alternative Therapieprinzipien wie beispielsweise Diuretika angewendet werden.

Tab. 4: Gesicherte und ungesichterte Indikationen für die Digitalistherapie

gesichert	ungesichert	keine
— absolute Tachyarrhythmie mit Vorhofflimmern, Vorhofflattern	— Herzinsuffizienz NYHA II	— Akute Herzinsuffizienz
— paroxysmales Vorhofflimmern, Vorhofflattern	— Kardiomyopathie	— Sinustachykardie
— Herzinsuffizienz NYHA III und IV	— Cor pulmonale	— Prophylaxe z.B. Altersherz, praeoperativ

Bei der akuten Herzinsuffizienz, z.B. nach einem Infarkt, bei einer hypertensiven Krise mit Lungenödemen und im kardialen Schock, haben sich Herzglykoside als Mittel der 1. Wahl nicht bewährt. Sie erhöhen eher den myokardialen Sauerstoff-Verbrauch und sind wegen ihres verzögerten Wirkungseintritts, der langen Abklingquote und Gefahr der Kumulation bei einer häufig gleichzeitig bestehenden Nierenfunktionsstörung ungünstig. Hier sind Diuretika und Vasodilatantien indiziert.
Die sog. prophylaktische Anwendung von herzwirksamen Glykosiden, z.B. beim Altersherz oder präoperativ, ist heute weder rationell begründbar noch sinnvoll und mitunter nicht unproblematisch.

Auswahl und Dosierungsrichtlinien der Herzglykoside

Herzglykoside besitzen eine kleine therapeutische Breite. In ihrer klinischen Wirkung unterscheiden sich die einzelnen Substanzen nicht voneinander, jedoch in ihrem pharmakokinetischen Verhalten. Um bei geringstem Risiko ein hohes Maß an Effektivität zu erhalten, muß sich die Auswahl des Glykosides nach bestimmten pharmakokinetischen Eigenschaften wie z.B. Latenzzeit bis zum Wirkungseintritt, Wirkungsdauer, Abklingquote, Eliminationsgeschwindigkeit, biologische Verfügbarkeit und individuelle Glykosidempfindlichkeit richten.
Die Plasmahalbwertszeit ist für Digoxin und seine Derivate von im Mittel 2 Tagen wesentlich kürzer als die für Digitoxin von im Mittel 6 - 8 Tagen (Tab. 5). Das Argument der besseren Steuerbarkeit von Digoxin durch die kurze Halbwertszeit trifft bei älteren Patienten nicht zu, da sich die Halbwertszeit des Digoxins der des Digitoxins nähert.
Nach Rietbrock (7) ist die Determinante für das Auftreten von unerwünschten Arzneimittelwirkungen weniger die Verweildauer des Glykosids im Organismus als der unterschiedliche Ausscheidungsweg. Die Elimination kann

Tab. 5: Halbwertszeiten (Tage) der Herzglykoside und ihre Eliminationswege

Glykosid		Halbwertzeit $t_{1/2}$ Tage	Eliminationsweg
Digoxin	i.v. p.o.	1,5 - 2 Tg.	überwiegend renal
ß-Acetyldigoxin	i.v. p.o.	1,5 - 2 Tg.	überwiegend renal
Metildigoxin	i.v. p.o.	1,5 - 2 Tg.	überwiegend renal
Digitoxin	i.v. p.o.	6 - 8 Tg.	renal und hepatisch

renal oder durch Metabolisierung (Biotransformation) enteral erfolgen. Es wird deshalb zwischen dem nierenpflichtigen Digoxin und den Derivaten und dem nichtnierenpflichtigen Digitoxin, Gitoxon, Proscillaridin unterschieden.

Digitoxin wird in hohem Maße metabolisiert und renal sowie extrarenal als unveränderte Substanz und Metaboliten aus dem Organismus eliminiert. Bei eingeschränkter Nierenfunktion ist nur 1/3 der renalen Elimination betroffen, während die restlichen 2/3 dem Metabolismus und der extrarenalen Ausscheidung unterliegen. Bzgl. des Verteilungsvolumens von Digitoxin besteht bei Patienten mit normaler Nierenfunktion (32 - 42 l) und Patienten mit Niereninsuffizienz (zwischen 30 und 56 l) kein signifikanter Unterschied (10). Bei diesen Patienten ist deshalb eine Änderung der Erhaltungsdosis nicht erforderlich.

Digoxin und seine Derivate werden fast ausschließlich renal ausgeschieden. Bei verzögerter Elimination infolge Abnahme der Kreatinin-Clearance, z.B. bei Niereninsuffizienz oder im höheren Alter, fällt für Digoxin und Metildigoxin die Eliminationskonstante ab, während sie für Digitoxin praktisch unverändert bleibt (Abb. 1). Deshalb ist bei diesen Patienten mit einer höheren Gefährdung durch Kumulation zu rechnen und die Dosis ist für Digoxin und seine Derivate an die glomeruläre Filtrationsrate, endogene Kreatinin-Clearance bzw. das Alter anzupassen. Als allgemeine Regel gilt die Dosisreduktion auf die Hälfte bei manifester und auf 1/3 bei terminaler Niereninsuffizienz (11).

Die Dosierung der Herzglykoside erfolgt nach der Dringlichkeit. Jeder Patient benötigt sowohl für die Sättigung als auch für die Erhaltung seine individuelle Glykosid-Dosis. Eine schnelle Sättigung ist ausschließlich für die absolute Tachyarrhythmie erforderlich. Für die schwere Herzinsuffizienz

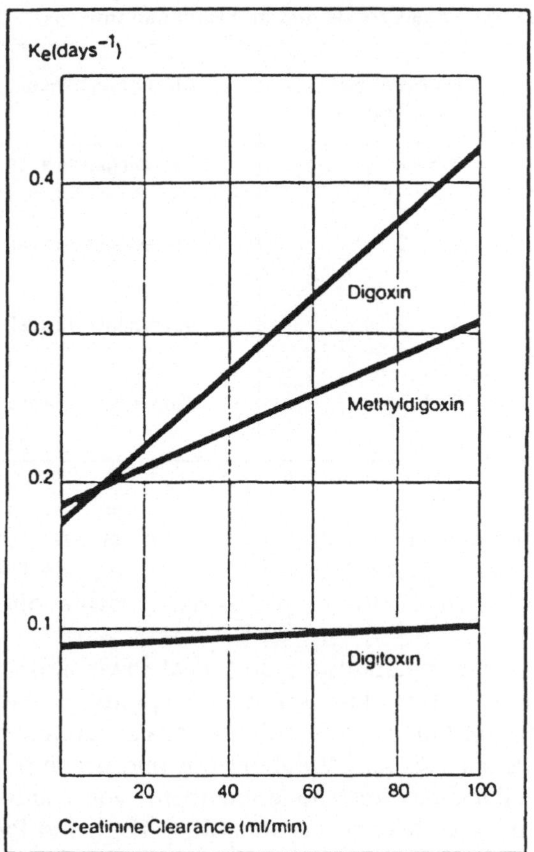

Abb. 1: Beziehung zwischen der Eliminationskonstante von Digoxin, Metildigoxin und Digitoxin und der Kreatininclearance (N. Rietbrock, B.G. Woodcock; Herz/Kreislauf 10 (1983))

reicht die mittelschnelle Sättigung aus. Das geringste Risiko besteht bei der langsamen Aufsättigung mit der Erhaltungsdosis. Sie hat sich in den letzten Jahren vermehrt in der Praxis durchgesetzt (Tab. 6).

Diuretika

Die eingeschränkte systolische Förderleistung bei der Herzinsuffizienz führt zu einem erniedrigten Herzzeitvolumen und einem Abfall des renal-arteriellen Dehnungsdruckes. Aus der konsekutiven Steigerung der Natrium- und Wasser-Rückresorption resultieren eine Erhöhung des extrazellulären und intravasalen Flüssigkeitsvolumens und Steigerung des venösen Füllungsdruckes. Durch Hemmung der tubulären Natrium- und Wasserresorption führen Diuretika zur Abnahme des intravasalen Blutvolumens und der interstitiellen

58

Tab. 6: Dosierungen für Herzglykoside

	Initialdosis i.v. mg/Tag	Initialdosis p.o. mg/Tag	Erhaltungsdosis p.o. mg/Tag
Digoxin			
Digacin	1,0	1,0	0,125
Lanicor			
Lenoxin			
ß-Acetyldigoxin			
Allocor			
Digostada			
Digotab	1,0	1,0	0,20 - 0,30
Kardiamed			
Longdigox			
Novodigal			
Metildigoxin	1,0	1,0	0,15 - 0,20
Lanitop		1,0	
Digitoxin			
Coramedan	1,0	1,0	0,05 - 0,10
Digicor			
Digilong			
Digimerck			
Tardigal			

Flüssigkeitsansammlung (6). Folgen des verminderten venösen Flüssigkeitsangebotes sind:

— Abnahme des Ventrikelvolumens, Reduktion des erhöhten Füllungsdrucks und der diastolischen Wandspannung (preload). Hieraus resultiert eine Zunahme der subendokardialen Perfusion und eine Verminderung des myocardialen O_2-Verbrauches.

— Erniedrigung von arteriellem Blutdruck und systolischer Wandspannung (afterload). Die systolische Entleerung wird verbessert und der myocardiale O_2-Bedarf vermindert.

— Verminderung des perivaskulären Ödems in der terminalen Lungenstrombahn mit Verbesserung der Lungenfunktion.

— Schleifendiuretika besitzen zusätzlich eine extravasale Wirkung im Sinne eines venösen Pooling durch Dilatation der venösen Kapazitätsgefäße.

Aufgrund der prompten, zuverlässigen und relativ risikoarmen Wirkung haben Diuretika einen festen Platz in der Therapie der akuten und chronischen Herzinsuffizienz. Subjektiv werden die kongestiv-bedingten Beschwerden wie

Kurzatmigkeit und Leberstauung gebessert, periphere Ödeme nehmen ab und die körperliche Belastungstoleranz nimmt zu.

Nach Schüren (8) werden Diuretika bei folgenden Indikationen der chronischen Herzinsuffizienz empfohlen (Tab. 7):

Tab. 7: Indikationen für die Behandlung mit Diuretika (Schüren, 1985).

— akute Linksherzinsuffizienz

— chronische Herzinsuffizienz NYHA II

— arterielle Hypertonie mit Linksherzinsuffizienz

— postkapilläre pulmonale Hypertonie (Mitralstenose)

  mit Sinusrhythmus

— chronisches Cor pulmonale

— bradykarde Rhythmusstörungen

— „Non-responder" auf Digitalis

— Digitalis-Unverträglichkeit

— akute Linksherzinsuffizienz. Begründung: Durch venöses Pooling und rasche Diurese Senkung der Vorlast und Nachlast.
— chronische Herzinsuffizienz NYHA II. Begründung: Größere therapeutische Breite gegenüber Herzglykosiden.
— arterielle Hypertonie mit Linksherzinsuffizienz. Begründung: Senkung der Vorlast und Nachlast durch Abnahme des erhöhten peripheren Widerstandes.
— postkapilläre pulmonale Hypertonie (Mitralstenose) mit Sinusrhythmus. Begründung: Abnahme der Lungenstauung und des Pulmonal-Arteriendruckes durch Senkung des Lungenblutvolumens.
— chronisches Cor pulmonale. Begründung: Verminderung der interstitiellen pulmonalen Flüssigkeitsansammlung, Zunahme der Lungendehnbarkeit und Verbesserung des alveolaren Gasaustausches.
— bradykarde Rhythmusstörungen. Begründung: Kontraindikation für Digitalis infolge Verstärkung der Bradykardie.
— „Non-Responder" auf Digitalis.
— Digitalis-Unverträglichkeit.

Auswahl und Dosierung

Kriterien für die richtige Auswahl und Dosierung von Diuretika in der Akut- und Langzeittherapie sind u.a. (Tab. 8):

60

Tab. 8: Wirkung, Ausscheidung von Elektrolyten, renale Einflüsse und Pharmakokinetik für die Auswahl von Diuretika

Wirkung	Ausscheidung	renale Einflüsse	Pharmakokinetik
Eintritt	Natrium	glomeruläre Filtration	Plasmahalbwertszeit
Maximum	Chlorid	Nierendurchblutung	Metabolismus
Dauer	Kalium	Nierenfunktion	Ausscheidungswege
Intensität	Magnesium		
Leistungsreserve	Calcium		
	Bicarbonat		
	Phosphat		

- Pharmakodynamik. Sie bestimmt den Einsatz der einzelnen Diuretika bei den verschiedenen Indikationen, z.B. die schnell und stark wirkenden Substanzen bei der akuten Herzinsuffizienz oder eingeschränkten Nierenfunktion und die protrahiert wirkenden bei der chronischen Herzinsuffizienz und der Hypertonie.
- Einfluß auf die Elektrolytausscheidung. Aufgrund der Heterogenität des Nephrons gibt es bisher noch nicht das „ideale" Diuretikum, das Wasser und Elektrolyte entsprechend der Zusammensetzung der interstitiellen Flüssigkeit ausscheidet. Die einzelnen Substanzen eliminieren deshalb unterschiedlich die verschiedenen Anionen und Kationen.
- Einfluß auf intrarenale Mechanismen. Hier ist von Bedeutung, daß z.B. Thiazide und Analoga die Nierenfunktion verschlechtern und bei eingeschränkter Nierenfunktion unwirksam sind im Gegensatz zu den Schleifendiuretika, die darüber hinaus die Nierendurchblutung sogar verbessern.
- Pharmakokinetik. Die Wirkdauer der Diuretika wird im wesentlichen von der Plasmahalbwertszeit bestimmt. Die kurz wirkenden Schleifendiuretika haben im allgemeinen eine kurze und die protrahiert wirkenden Thiazide eine längere Halbwertszeit. Die einzelnen Substanzen werden unterschiedlich metabolisiert und renal bzw. hepatisch eliminiert. Der Einsatz der jeweiligen Präparate ist deshalb abhängig von der Nierenfunktion und der Leberfunktion.

Pharmakodynamik und ausgeschiedenes Elektrolytprofil hängen im wesentlichen vom Angriffspunkt und Wirkungsmechanismus im Nephron sowie von der Pharmakokinetik der einzelnen Substanzen ab. Diuretika (6) können einmal nach dem Wirkprofil in Saluretika und Antikaliuretika und nach der Wirkintensität in folgende Gruppen eingeteilt werden (Tab. 9):

Tab. 9: Einteilung der Diuretika nach Wirkprofil und Wirkintensität

Wirkprofil	Wirkintensität

Saluretika
    Thiazide, Analoga
    Schleifendiuretika
 	
Antikaliuretika
    Triamteren
    Amilorid
    Spironolacton
	low ceiling activity
	    Thiazid-Derivate
	    Chlorthalidon
	    Clopamid
	    Mefrusid
	
	high ceiling activity
	    Furosemid
	    Etacrynsäure
	    Bumetanid
	    Piretanid
	
	high ceiling low acting
	    Furosemid retard
	    Torasemid

- **low-ceiling Saluretika** wie die Thiazid-Derivate und Analoga. Sie greifen am corticalen Tubulus an, steigern die Natrium-, Kalium- und Magnesium-Ausscheidung, senken die glomeruläre Filtrationsrate (GFR) und verschlechtern die intrarenale Durchblutung. Bei normaler Nierenfunktion sind sie ausreichend wirksam, nicht jedoch bei einer GFR < 30 ml/ min.
- **high-ceiling Saluretika** wie die Schleifendiuretika hemmen demgegenüber die Natrium- und Wasser-Ausscheidung am medullären und corticalen Nephron, steigern die GFR und verbessern die Nierendurchblutung in Rinde und Mark. Ihre Wirkung setzt rasch ein. Durch Einbeziehung corticaler und juxta-medullärer Glomerula besitzen sie eine stärkere Wirkung und Leistungsreserve selbst bei eingeschränkter Nierenfunktion. Nachteilig sind jedoch zu starke initiale Wirkung und kurze Dauer.
- **high-ceiling long-acting Saluretika** (5, 6). Derartige Substanzen wie retardiertes Furosemid und Torasemid vereinigen in sich die günstigen Eigenschaften der high-ceiling und die längere Wirkdauer der low-ceiling Diuretika.

Wegen der rasch einsetzenden und starken Diurese mit zusätzlicher Dilatation der venösen Kapazitätsgefäße gehören die Schleifendiuretika wie Furosemid, Bumetanid und Piretanid neben den Nitraten zur Basistherapie des kardial-bedingten Lungenödems bzw. einer ausgeprägten pulmonalen Kongestion bei der chronischen Herzinsuffizienz. Zur Dauertherapie der Hypertonie und der mäßig ausgeprägten Herzinsuffizienz sind jedoch die protrahiert und mild wirkenden Diuretika angezeigt. Hier dürften langfristig die protrahiert wirkenden Schleifendiuretika wie z.B. retardiertes Furosemid, insbesondere Kombinationen mit Antikaliuretika wie z.B. Furosemid retard + Triamteren (Diutrix®) den Thiaziden, ihren Analoga bzw. der Kombination mit Antikaliuretika vorzuziehen sein, die bei eingeschränkter Nierenfunktion an Wirksamkeit nicht nur verlieren, sondern auch noch zu einer weiteren Verschlechterung der Nierenfunktion führen (3, 10).

Die Antikaliuretika wie Amilorid und Triamteren spielen als Monosubstanzen wegen ihrer schwachen Wirkung keine Rolle, sind jedoch nach Knauf (4) „ideale" Kombinationspartner zu Saluretika. Jahrelang wurden Kombinationen aus Saluretika und Antikaliuretika gegensätzlich diskutiert. Inzwischen zeichnet sich doch eine Tendenz zu den Kombinationspräparaten ab. Mehrere Untersuchungen haben inzwischen gezeigt, daß während der Langzeittherapie mit Saluretika bei einer Herzinsuffizienz oder Hypertonie eine Hypokaliämie auftritt, die sich bei gleichzeitiger Glykosid-Medikation gravierend auswirken kann. Die Kombination von einem Antikaliuretikum mit einem Saluretikum ist nicht nur wegen des Synergismus bzgl. der Natrium- und Wasser-Ausscheidung und des Antagonismus bzgl. der Kalium- und Magnesium-Elimination sinnvoll, sondern u.a. auch wegen der antidiabetogenen Wirkung. Bekanntlich verschlechtern die Saluretika die diabetogene Stoffwechsellage im Gegensatz zu der Kombination eines Saluretikums mit einem Antikaliuretikum.

Diskussion und Zusammenfassung

Die Behandlung der Herzinsuffizienz hat in den letzten Jahren einen deutlichen Wandel erfahren. Neue Therapieprinzipien wie Vasodilatatoren sind hinzugekommen und die Herzglykoside bzw. Diuretika wurden einer neuen Bewertung unterzogen. Nach dem derzeitigen Wissensstand gehören Herzglykoside und Diuretika nach wie vor zur medikamentösen Basistherapie der Herzinsuffizienz. Sie haben sich jahrzehntelang in der täglichen Praxis bewährt. Wichtige Voraussetzung für eine risikoarme und effektive Behandlung ist jedoch die richtige Indikationsstellung. Eine Alternative zu ihnen sind andere positiv-inotrope Substanzen und Vasodilatatoren. Leider fehlen bisher noch ausführliche klinische Studien, die nicht nur den differentialtherapeutischen Stellenwert, sondern auch den Vorteil gegenüber den Herzglykosiden und Diuretika belegen. Nicht zu vergessen sind weiterhin die immer noch hohen Kosten bei den ACE-Hemmern, gerade in der Dauertherapie der chronischen Herzinsuffizienz und der Hypertonie. Auch hier bieten Diuretika Vorteile, da sie nicht nur kostengünstig und nebenwirkungsarm sind, sondern auch keiner aufwendigen Laborüberwachung bedürfen. Kombinationen aus einem Saluretikum und einem Antikaliuretikum sind den Monosubstanzen und die protrahiert wirkenden Schleifendiuretika den Thiazid-Derivaten bzw. Analoga vorzuziehen.

Literatur

1. Erdmann, E.: Indikationen für die Digitalistherapie. MMW 127/41 (1985), 942 - 945
2. Furberg, C.D., S. Yusuf, T.J. Thom: Potential for altering the natural history of congestive heart failure: Need for large clinical trials. Am. J. Cardiol. 55/2 (1985), 45 A - 47 A
3. Heimsoth, V., D. Loew, O. Schuster: Pharmacodynamics and pharmacokinetics of furosemid-retard and furosemide-retard / triameterene. European Journal of Drug Metabolism and Pharmacokinetics, in Druck
4. Knauf, H. U. Wais, G. Albiez, R. Lübcke: Kaliumsparer: „Einseitige Diuretika, aber ideale Kombinationspartner". Therapiewoche 26 (1976), 5384 - 5387
5. Loew, D., D. Barkow, O. Schuster, H.E. Knoell: Pharmacokinetic and pharmacodynamik study of the combination of furosemide retard and triamterene. Eur. J. Clin. Pharmacol. 26 (1984), 191 - 195
6. Meng, K., D. Loew: Diuretika — Chemie, Pharmakologie, Therapie. G. Thieme-Verlag, Stuttgart, 1974
7. Rietbrock, N., B.G. Woodcock: Konzentrationsprofil des Digitoxins. Herz-Kreislauf 10 (1983), 466 - 472
8. Schüren, K.P.: Behandlung der Herzinsuffizienz mit Diuretika. MMW 127/41 (1985), 956 - 960
9. Smith, W.M.: Epidemiology of congestive heart failure. Am. J. Cardiol. 55/2 (1985), 3 A - 8 A
10. Vöhringer, H.S.: In: Kochsiek, K., N. Rietbrock, H. Häusinger: Urban und Schwarzenberg, München, Wien, Baltimore (1981), 21
11. Witzke, J., H.-J. Gilfrich: Die Herzinsuffizienz: Krankheitsbild und medikamentöse Therapie. DAZ 126/23 (1986), 1209 - 1216

Vasodilatatoren bei schwerer Herzinsuffizienz

N. Rietbrock und Sabine Kubin

Die Herzinsuffizienz ist nach wie vor eine therapeutische Herausforderung. Die Herausforderung besteht darin, daß der Zustand der Herzinsuffizienz vielfältig ausgeprägt sein kann und die Krankheit individuell sehr variabel verläuft. Der Therapeut muß diejenigen Faktoren erkennen, die eventuell korrigiert werden können, wobei vorrangig die Erhaltung der Integrität des Myokards steht. Er hat ferner zu beachten, daß jeder Zustand einer chronischen Herzinsuffizienz den Keim zur Progredienz in sich trägt, gleichgültig, welche Ursache die zugrundeliegende Herzerkrankung hat.
Neben dem Einsatz von positiv inotropen Substanzen stehen bereits schon im frühen Stadium medikamentöse Maßnahmen zur Entlastung des Herzens im Vordergrund. Das Zusammenwirken beider Therapiemöglichkeiten und eine ausgewogene Dosierung der einzelnen Kombinationspartner können auch im Spätstadium eine erfolgreiche therapeutische Maßnahme sein.

Welches sind die Mechanismen, die bei Herzinsuffizienz ein normales Herzminutenvolumen gewährleisten?

Die Basis zur Anwendung von Vasodilatatoren sind die Anpassungs- und Kompensationsmöglichkeiten des Kreislaufs, die den Verlauf einer chronischen Herzinsuffizienz bestimmen (Tab. 1). Diese Anpassungsmechanismen dienen der Aufrechterhaltung der kardiovaskulären Homöostase, was sich in einer Erhöhung des arteriellen und venösen peripheren Gefäßtonus auswirkt, vor allem in der Niere, der Haut und im Splanchnikusgebiet. Bei der chronischen Herzinsuffizienz besteht ferner eine chronische Aktivität des sympathischen Nervensystems. Die Ausscheidung der Katecholamine im Urin und die Katecholamin-Plasmakonzentrationen sind in ihrer Höhe vom Stadium der Erkrankung abhängig. Die sympathische Aktivitätssteigerung ist jedoch nur eine zeitlich begrenzte Hilfe für das hämodynamisch stark belastete Herz. Sie kann das Fortschreiten der Erkrankung nur verzögern, aber letztlich nicht aufhalten.

Tab. 1: Anpassungs- und Kompensationsmöglichkeiten des Kreislaufs bei chronischer Herzinsuffizienz.

1. Tachykardie

2. Stimulation des Myokards durch erhöhte Katecholaminspiegel

3. ventrikuläre Dilatation bzw. Hypertrophie

4. Sicherstellung eines ausreichend wirksamen
   arteriellen Blutdruckes durch Erhöhung von:
   a. Vasotonus
   b. Katecholaminen
   c. Angiotensin II
   d. Gefäßsteifigkeit

Es liegt auf der Hand, daß diese Mechanismen schon aufgrund ihrer pathogenetischen Wertigkeit und in ihrer therapeutischen Ansprechbarkeit und damit in ihren Ansatzpunkten unterschiedlich zu beurteilen sind.

Bei leichter Herzinsuffizienz besteht in Ruhe ein normaler Vasomotorentonus. Unter Belastung erfolgt meist eine überschießende sympathoadrenale Reaktion, vorwiegend durch eine relative Hypoxie der Skelettmuskulatur mit Stimulation der afferenten Nervenendigungen und mit einem Anstieg des peripheren Sympathikotonus. Die Produktion von Renin und ADH ist gesteigert. Der Blutdruck wird in dieser frühen Phase hauptsächlich durch das zirkulierende Angiotensin II reguliert, welches jedoch bei Ausbildung einer Hypovolämie mit Wasser- und Salzretention zunehmend weniger gefäßwirksam wird.

Bei fortgeschrittener Herzinsuffizienz bewirkt die ausgeprägte Stimulation der α-adrenergen Rezeptoren in der Gefäßwand zusammen mit der Na-Retention eine größere Steifigkeit der arteriellen Gefäße. Dadurch wird die Durchblutung von Gehirn und Herzmuskulatur sichergestellt. Andererseits werden durch Verlust der Autoregulation in der Skelettmuskulatur tätige Muskelbezirke unzureichend durchblutet, was wiederum eine ungenügende Nährstoffversorgung, einen Sauerstoffmangel und eine Umschaltung auf einen höheren anaeroben Stoffwechsel zur Folge haben kann. Die Mortalität ist in dieser Krankheitsphase offenbar eng mit dem Na-Spiegel im Serum korreliert. Patienten mit einer Konzentration von weniger als 137 mMol/l, z.B. durch Na-Entzug unter einer Therapie mit diuretisch wirksamen Substanzen, scheinen besonders gefährdet zu sein.

Die Notwendigkeit einer vasodilatatorischen Therapie ist darin zu sehen, daß mit einer Erhöhung des arteriolären Gefäßwiderstandes auch eine Erhöhung der Nachbelastung des Herzens verbunden ist, die wegen der schon bestehenden geringen Auswurfleistung des linken Ventrikels zu einer zusätz-

66

lichen Abnahme des Schlagvolumens führen muß (Abb. 1).

Diesen primär negativen Auswirkungen des erhöhten Sympathikotonus stehen eine über die Erregung der β-Adrenozeptoren vermittelte Steigerung von Herzfrequenz und Kontraktilität entgegen, d.h. eine Steigerung des Schlagvolumens und des Herzzeitvolumens. Die Steigerung erlischt, wenn sich die Katecholaminreserven erschöpfen, wobei allerdings der sympathische Reflex der generalisierten Vasokonstriktion erhalten bleibt.

Damit wird ein Circulus vitiosus eingeleitet: Absinken des Schlagvolumens → erhöhter Sympathikotonus → erhöhte Nachlast → Absinken des Schlagvolumens (Abb. 1).

Venöse und arterielle Strombahnen sind heterogene Systeme

Venöse und arterielle Strombahnen sind sehr heterogene Systeme, welche in differenter Weise auf vasodilatatorische und vasokonstriktorische Effekte reagieren. Zelis und Mitarb. (1969) haben nachdrücklich auf die Existenz von drei Zirkulationssystemen hingewiesen: auf das Gefäßsystem der Haut, ein hoch innerviertes Zirkulationssystem, welches auf adrenerge Blockade mit einer starken Weitstellung reagiert (Fox und Edholm, 1963; Zelis und Mason, 1969), auf die venösen Gefäße der Muskulatur, welche nur gering der neurohumoralen Steuerung unterliegen (Zelis und Mason, 1969) und auf die venösen Gefäße im Splanchnikusbereich.

Auch das arterielle Gefäßsystem zeigt eine ähnliche Heterogenität. Für die Regulation der Arterienweite im Splanchnikusgebiet und der Extremitäten fällt dem adrenergen Nervensystem eine Schlüsselrolle zu, dagegen ist seine Beteiligung an der Regulation der Nierendurchblutung gering (Fox und Edholm, 1963; Brooksby und Donald, 1973; Hollenberg und Mitarb., 1971; Hollenberg und Mitarb., 1972). Angiotensin II als weitere vasokonstriktorische Substanz ist an den arteriellen peripheren und hepatomesenterialen Gefäßen gering, dagegen am arteriellen Gefäßgebiet der Niere stark wirksam (Hollenberg und Mitarb., 1971; Scroop und Mitarb., 1965; Rowell, 1975).

Die hämodynamische Ausgangssituation bestimmt die Wirkung

Die Effektivität einer vasodilatatorischen Therapie ist in hohem Maße von der hämodynamischen Ausgangslage abhängig. Bei Patienten mit weitgehend erhaltener Ventrikelfunktion im Frühstadium der Herzinsuffizienz werden häufig gegenregulatorische Wirkungen festgestellt, hingegen seltener bei Patienten mit manifester schwerer Herzinsuffizienz, bei denen die Sympathikusaktivität parallel zum Schweregrad der Erkrankung weitgehend erloschen ist (Packer und Mitarb., 1981; Kudo und Cody, 1983; Oliveri und Mitarb., 1983).

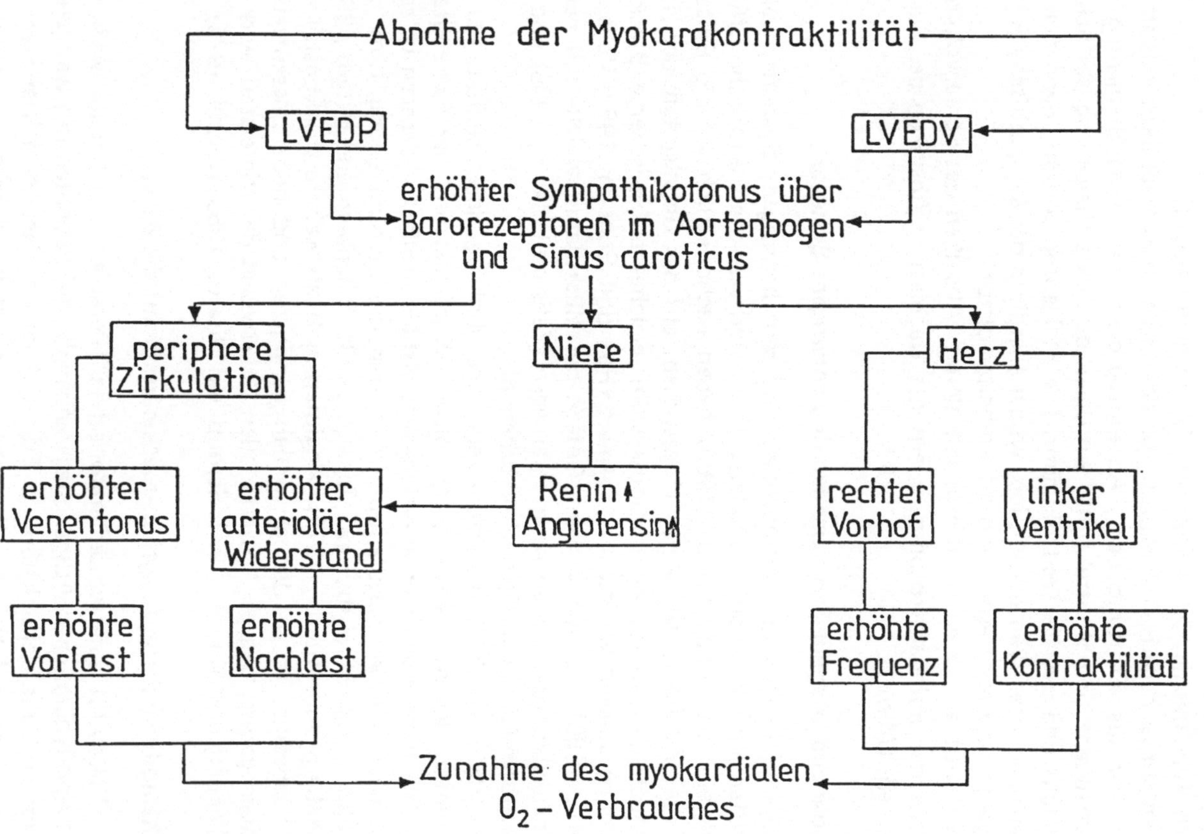

Abb. 1: Pathophysiologie der chronischen Herzinsuffizienz

Die direkten und indirekten Reflexreaktionen können ferner durch die Höhe der verabfolgten Dosis variiert werden. So führen bekanntlich niedrige Nitratdosen zu einer Dilatation der venösen Gefäße, während höhere Dosen zunehmend den systemischen arteriolären Widerstand senken (Packer und Mitarb., 1979(1); 1979(2); Flaherty und Mitarb., 1982). Ferner zeigten Zelis und Mason (1975), daß unter Langzeittherapie die Wirkung von Nitroglycerin auf das venöse Gefäßsystem abgeschwächt wird, während der Effekt auf das arterielle Stromgebiet erhalten bleibt. Im Gegensatz dazu stehen Befunde von Leier und Mitarb. (1983), daß unter einer Langzeittherapie mit Isosorbiddinitrat die initiale Abnahme des linksventrikulären Füllungsdruckes fortbesteht und die Wirkung auf den systemischen Gefäßwiderstand mehr und mehr verschwindet, ein für die Behandlung der manifesten Herzinsuffizienz mit organischen Nitraten bedeutsamer Befund.

Plasma-Noradrenalinspiegel und Plasma-Reninaktivität, Indikatoren bei der Wahl des Vasodilatators?

Obwohl einige Untersucher postulieren, daß die Plasma-Noradrenalinspiegel bei Patienten, die auf Prazosin gut ansprechen, vor Beginn der Therapie höher sind (Stein und Mitarb., 1979), haben andere dieses nicht bestätigt (Kluger und Mitarb., 1982). In gleicher Weise besteht eine Korrelation zwischen der unmittelbaren Reaktion auf Captopril und der Plasma-Reninaktivität vor der Behandlung (Faxon und Mitarb., 1981; Levine und Mitarb., 1980). Dieser Befund konnte in anderen Studien nicht bestätigt werden (Ader und Mitarb., 1980; Davis und Mitarb., 1979; Awan und Mitarb., 1981), vielmehr ist die Beziehung zwischen der Plasma-Reninaktivität und dem hämodynamischen Langzeiteffekt unklar (Levine und Mitarb., 1980; Packer und Mitarb., 1982). Es gibt Patienten, welche unter einer Kurzzeit- und Langzeittherapie mit Captopril eine bemerkenswerte Besserung zeigen, obwohl die Plasma-Reninaktivität vor der Behandlung weniger als 2 ng/ml/Stunde betrug (Packer und Mitarb., 1983(1); Packer und Mitarb., 1983(2)). Der geringe prädiktive Wert der neurohumoralen Substanzen ist eigentlich nicht überraschend, da diese kein Indiz für den Aktivitätszustand der post-synaptischen alpha-sympathoadrenergen Rezeptoren oder auch der Angiotensin II Rezeptoren sind (Kluger und Mitarb., 1982; Colucci und Mitarb., 1981). Nach experimentellen Untersuchungen können ACE-Hemmer auch die Bradykinin-Effekte potenzieren (Swartz und Mitarb., 1979; Murthy und Mitarb., 1978). Ferner werden eine Stimulation der endogenen Synthese von Prostaglandinen (Swartz und Mitarb., 1980; Galler und Mitarb., 1981) und antisympathoadrenerge Wirkungen der ACE-Hemmer diskutiert (Clough und Mitarb., 1982). Die Wahl des Vasodilatators ist daher ein unvollkommenes Verfahren von „trial and error". Weder der hämodynamische Zustand noch das neurohumorale Profil tragen wesentlich zum Entscheidungsprozeß bei.

Das hämodynamisch zu erreichende Ziel sollte sein, den linksventrikulären enddiastolischen Füllungsdruck in Ruhe und unter Belastung während einer Langzeittherapie zu vermindern

Aus der Vielzahl der zur Verfügung stehenden Vasodilatatoren (Tab. 2) haben sich unter den direkt wirkenden Agonisten das Isosorbiddinitrat (Leier und Mitarb., 1983; Franciosa und Mitarb., 1978) und die ACE-Hemmer als wirksam erwiesen (Kramer und Mitarb., 1983; Captopril multicenter research group, 1983; Sharpe und Mitarb., 1984; Creager und Mitarb., 1985).

Tab. 2: Vasodilatatoren, welche als direkte Agonisten und neurohumorale Antagonisten wirken.

1. Direkte Agonisten: Nitroprussid
Nitrate
Hydralazin
Minoxidil

Dosisabhängige dilatierende Wirkung auf das periphere Gefäßsystem, sofern eine genügend große Dosis appliziert wird.

2. Neurohumorale Antagonisten: Prazosin
Captopril
Enalapril

Hemmung des jeweiligen endogenen vasokonstriktorischen Systems. Keine direkten agonistischen Wirkungen. Wirkung umso größer, je stärker das neurohumorale System aktiviert ist.

Die Pharmakokinetik von Isosorbiddinitrat darf als bekannt vorausgesetzt werden. Captopril und Enalapril gehören zur Verbindungsklasse der Teprotide. Während die Wirkung beim Captopril auf das unveränderte Molekül zurückgeführt werden kann, entsteht aus dem Enalapril durch Esterspaltung die Enalaprilsäure als eigentliche Wirksubstanz. Die Enalaprilsäure erreicht erst nach 4 Stunden im Serum maximale Konzentrationen, was den langsameren Wirkungseintritt begründet. Zu beachten ist ferner die längere Halbwertszeit und Wirkungsdauer des Enalapril und die daraus resultierende niedrigere Dosierung des Enalaprils (Tab. 3).
Die Wahl zwischen Isosorbiddinitrat — für Isosorbid-5-Mononitrat mögen die gleichen Empfehlungen zutreffen, allerdings fehlen bislang überzeugende klinische doppel-blind randomisierte Studien, die den Einsatz rechtfertigen — und Captopril bzw. Enalapril ist klinisch nicht immer einfach. Isosorbiddinitrat hat den Vorteil einer relativ guten therapeutischen Breite und einer geringen Anzahl unerwünschter Wirkungen. Seine Anwendung wäre insbesondere bei Patienten mit koronarer Herzerkrankung zu vertreten. Aller-

Tab. 3: Pharmakokinetische Parameter, Effizienz und Dosis von Captopril und Enalapril-Maleat

	Captopril	Enalapril
Resorptionsquote [%]	70	70
t_{max} [h]	1	4
C_{max} [ng/ml]	120 (nach 25 mg)	70 (nach 20 mg)
t 1/2 [h]	1	4(1) 11(2)
renale Ausscheidung [%]	70 (5)	70 (5)
$T_{Effekt\ max}$ [h]	0,5	3 - 4
Dauer des Effektes [h]	>8 (3)	>24 (4)
Dosis [mg/Tag]	2 x 25 - 50	1 x 10 - 20

(1) t 1/2 während der ersten 10 h: (2) t 1/2 nach 10 h durch aktiven Metabolit Enalapril-Säure; (3) nach 25 mg; (4) nach 10 mg; (5) Dosisreduktion bei Niereninsuffizienz

dings reduziert auch Captopril den myokardialen O_2-Verbrauch und vermag so die Angina pectoris Symptomatik bei Patienten mit schwerer Dysfunktion des linken Ventrikels abzuschwächen (Rouleau und Mitarb., 1982).

Bei der Verordnung von Captopril und Enalapril bei Patienten mit Herzinsuffizienz sind besondere Vorsichtsmaßnahmen zu beachten. Vor der Einstellung des Patienten, die nur kontrolliert in der Klinik durchgeführt werden darf, ist nach einer Verabreichung einer Testdosis — Captopril 12,5 bis 25 mg, Enalapril 2,5 bis 5 mg — Blutdruck und Puls im Liegen und im Stehen über mehrere Stunden zu überwachen, wobei die unterschiedliche Halbwertszeit und die Wirkungsdauer die Dauer der Beobachtung bestimmt. Gefährdet sind Patienten unter einer Diuretika-Therapie und stark aktiviertem RAA-System. Sofern vertretbar sollte das Diuretikum 3 bis 4 Tage vor Beginn der Behandlung abgesetzt werden. Bei starkem Blutdruckabfall ist die schnelle intravenöse Infusion von 0,9 % NaCl-Lösung das wirksamste „Antidot" (Tab. 4).

Bei abschließender Bewertung der Medikamente der 1. Wahl muß die Wirksamkeit von Isosorbiddinitrat bei schwerer manifester Herzinsuffizienz als mäßig eingestuft werden, auch wenn es Toleranzphänomene offenbar nicht gibt. Die zu empfehlende Dosierung liegt bei maximal 160 mg pro Tag, auf 4 Einzeldosen verteilt.

Das Nutzen/Risiko Profil der ACE-Hemmer ist bei der schweren Herzinsuffizienz anders zu bewerten als bei der Hypertonie. Die Dosierung von Captopril beträgt 25 - 50 mg, 3 x tgl. oral, die von Enalapril 2,5 - 10 (20) mg, 2 x tgl. Bei Herzinsuffizienz mit Schweregrad II und III kommt es zu einer deutlichen subjektiven Besserung um 1 bis 2 Schweregrade und zu einer Steigerung der körperlichen Leistungsfähigkeit bei 60 - 90 % der Patienten. Toleranz wurde bislang nicht festgestellt. Bei Schweregrad IV ist mit einer klinischen und hämodynamischen Besserung noch bei etwa 40 - 50 % der Patienten zu rechnen. Der Einsatz von ACE-Hemmern ist zwar neben dem akuten Blutdruckabfall in einigen Fällen durch weitere unerwünschte Wirkungen limitiert. Die schwerste ist die seltene Agranulozytose (Aman und Mitarb., 1980). Daneben werden ein passagerer Verlust des Geschmacksinns, eine Proteinurie, eine Hyperkaliämie, Gesichtsschwellungen, offensichtlich bei vorgeschädigter Niere oder bei altersbedingter Funktionseinschränkung der Niere häufiger, beschrieben. Die unerwünschten Wirkungen muß man bei schwerer Herzinsuffizienz tolerieren, da der Nutzen der ACE-Hemmer in Ermangelung anderer vergleichbar effektiver Therapiemöglichkeiten als sehr hoch einzustufen ist. Nach Milton Packer (1986) bestimmen neurohormonale Faktoren wahrscheinlich wesentlich die Überlebenszeit von Patienten mit chronischer Herzinsuffizienz. Bei herzinsuffizienten Patienten mit schlechter Langzeitprognose sind die Spiegel an Neurohormonen deutlich erhöht, andererseits scheint die Überlebenszeit dieser Patienten durch Behandlung mit Captopril verlängert. Captopril vermindert die Hyponatriämie, indem es das Konversionssystem blockiert und die Angiotensin II-Produktion inhibiert. Kontraindikationen für den Einsatz von ACE-Hemmern sind Überempfindlichkeit, Nierenarterienstenose, primärer Hyperaldosteronismus sowie Schwangerschaft und Stillperiode. Zurückhaltung ist geboten bei Patienten mit eingeschränkter Nierenfunktion, Kollagenosen, Störungen des Immunsystems und bei Patienten unter einer immunsuppressiven Therapie.

Die Vasodilatatoren der 2. Wahl haben ihre Wirksamkeit bei Patienten mit schwerer Herzinsuffizienz unter Langzeittherapie nicht überzeugend unter Beweis gestellt.

Chatterjee und Mitarb. (1973) konnten zunächst zeigen, daß unter **Hydralazin** bei Langzeitverabreichung eine anhaltende Senkung des peripheren Widerstandes fortbesteht und das Schlagvolumen ansteigt. Der venöse Füllungsdruck wird dagegen trotz Nachlastreduktion nicht wesentlich gesenkt. Packer und Mitarb. (1980, 1; 2) weisen auf die hohe Variabilität der wirksamen Dosis und des hämodynamischen Effektes hin. Auch die Kurzzeitwirkungen von Hydralazin sind nur selten vorhersagbar, einige Patienten reagieren mit Blutdruckabfall bei minimaler Besserung der zentralen Hämodynamik. Wegen der Toleranzentwicklung und gravierender unerwünschter Wirkungen (ischämische Attacken und ein Lupus erythematodes ähnliches Krankheitsbild) sind Langzeiterfolge bei Monotherapie kaum zu erwarten (Franciosa und Mitarb., 1983; Packer, 1983). Bei Patienten mit chronischer Herzinsuffizienz bestanden zwischen Placebogabe und Hydralazin in niedriger Dosierung bei doppelblind kontrollierter Versuchsanordnung keine Unterschiede (Franciosa und Mitarb., 1982). Eine Therapie mit Hydralazin sollte nur dann erwogen werden, wenn durch Isosorbiddinitrat und Captopril allein keine Besserung erzielt werden kann.

Ähnlich wie Hydralazin ist der Calziumantagonist **Nifedipin** bezüglich seiner hämodynamischen Wirkungen zu beurteilen. Zusätzlich sind die zumindest bei höherer Dosierung zu beobachtenden negativ inotropen Effekte zu beachten, die sich bei Patienten mit schwerer Herzinsuffizienz kaum voraussagen lassen (Brooks und Mitarb., 1980; Elkayam und Mitarb., 1983; Fifer und Mitarb., 1983). Nifedipin sollte zusätzlich verordnet werden, wenn gleichzeitig eine mit anderen Mitteln nicht beherrschbare Angina pectoris oder ein Hypertonus besteht (Packer, 1983).

Obwohl **Prazosin** eine im allgemeinen gut verträgliche Substanz ist, ist nach Langzeit-Untersuchungen bei mehr als der Hälfte der Patienten mit einer hämodynamischen Toleranz zu rechnen (Packer, 1983; Packer und Mitarb., 1984). Im Gegensatz zu früheren Berichten über eine Besserung des Krankheitsbildes (Colucci und Mitarb., 1980) hat später eine Doppelblindstudie gezeigt, daß die Prazosinwirkung nicht den Placebo-Effekt bei Patienten mit schwerer Herzinsuffizienz übersteigt (Harper und Mitarb., 1980; Markham und Mitarb., 1983; Higginbotham und Mitarb., 1983).

Zusammenfassung

Neben dem Einsatz von positiv inotropen Substanzen stehen bereits schon im frühen Stadium der Herzinsuffizienz Maßnahmen zur Entlastung des Herzens im Vordergrund. Die Notwendigkeit einer vasodilatatorischen Therapie ist darin zu sehen, daß mit einer Erhöhung des arteriolären Gefäßwiderstandes auch eine Erhöhung der Nachbelastung des Herzens verbunden ist, die wegen der schon bestehenden Auswurfleistung des linken Ventrikels zu einer zusätzlichen Abnahme des Schlagvolumens führen muß. Bei der Wahl des jeweiligen Vasodilatators tragen weder der hämodynamische Zustand noch das neurohumorale Profil wesentlich zum Entscheidungsprozeß bei (,,trial and error").

Aus der Vielzahl der zur Verfügung stehenden Vasodilatatoren haben sich nur das Isosorbiddinitrat (ISDN) und die ACE-Hemmer als wirksam erwiesen. Die Wirksamkeit von ISDN bei schwerer manifester Herzinsuffizienz ist als mäßig einzustufen. Dagegen kommt es nach Einsatz der ACE-Hemmer bei Herzinsuffizienz mit Schweregrad II und III zu einer deutlichen subjektiven Besserung um 1 bis 2 Schweregrade und zu einer Steigerung der körperlichen Leistungsfähigkeit bei 60 - 90 % der Patienten. Selbst bei Schweregrad IV ist mit einer klinischen und hämodynamischen Besserung noch bei etwa 40 - 50 % der Patienten zu rechnen.

Wichtig ist ferner die Gabe einer Testdosis zu Beginn der Behandlung und die individuelle Abschätzung des Nutzen/Risiko-Profils.

Hydralazin, Nifedipin und Prazosin haben ihre Wirksamkeit bei Patienten mit schwerer Herzinsuffizienz unter Langzeittherapie nicht überzeugend unter Beweis gestellt.

Die Prognose-verbessernde Wirkung gilt heute eindeutig nur für die ACE-Hemmstoffe, und zwar für die Patientengruppe mit schwerer Herzinsuffizienz, die klinisch durch eine Therapie mit Herzglykosiden und Diuretika nicht mehr ausreichend behandelt werden können. Die Verbesserung der Prognose der leichten Herzinsuffizienz durch rechtzeitige Gabe von Digitalisglykosiden, Diuretika oder auch ACE-Hemmstoffen ist wahrscheinlich, aber durch klinische Studien bislang nicht belegbar.

Literatur

1. Ader, R., K. Chatterjee, T. Ports, B. Brundage, B. Hiramatsu, W. Parmeley: Immediate and sustained hemodynamic and clinical improvement in chronic heart failure by an oral angiotensin-converting enzyme inhibitor.
    Circulation 61, 931 - 937 (1980).

2. Amann, F.W., F.R. Bühler, D. Conen: Captopril associated agranulocytoses.
    Lancet I, 150 (1980).

3. Awan, N.A., M.K. Evenson, K.E. Needham, A.Win, D.T. Mason: Efficacy of angiotensin-converting enzyme inhibition with captopril therapy in severe normotensive heart failure.
    Am. Heart. J. 101, 22 - 31 (1981).

4. Brooks, N., M. Castell, J. Pidgeron, R. Balcon: Unpredictable response to nifedipine in severe cardiac failure.
    Br. Med. J. 281, 1324 (1980).

5. Brooksby, G.A., D.E. Donald: Release of blood from the splanchnic circulation in dogs.
    Circ. Res. 31, 105 - 118 (1972).

6. Captopril multicenter research group: A placebo-controlled trial of captopril in refractory chronic congestive heart failure.
    J.Am. Coll. Cardiol. 2, 755 - 763 (1983).

7. Chatterjee, K., W.W. Parmley, W. Ganz: Hemodynamic and metabolic responses to vasodilator therapy in acute myocardial infarction.
    Circulation 48, 1183 (1973).

8. Clough, D.P., M.G. Collis, J. Conway, R. Hatton, J.R. Keddie: Interaction of angiotensin-converting enzyme inhibition with the function of the sympathetic nervous system.
    Am. J. Cardiol. 49, 1410 - 1414 (1982).

9. Colucci, W.S., G.H. Williams, E. Braunwald: Clinical hemodynamic and neuroendocrine effects of chronic prazosin therapy for congestive heart failure.
    Am. Heart. J. 102, 615 - 621 (1981).

10. Creager, M.A., B.M. Massie, D.P. Faxow, S.D. Friedman, B.L. Kramer: Acute and long-term effects of enalapril on the cardiovascular response to exercise and exercise tolerance in patients with congestive heart failure.
    J. Am. Coll. Cardiol. 6, 163 - 170 (1985).

11. Davis, R., H.S. Ribner, E. Keung, E.H. Sonnenblick, T.H. Jemtel: Treatment of chronic congestive heart failure with captopril, an oral inhibitor of angiotensin-converting enzyme.
    N. Engl. J. Med. 301, 117 - 121 (1979).

12. Elkayam, U., J. Weber, B. Torham, D. Berman, S.H. Rahimtoola: Intravenous nitroprusside in superior to oral nifedipine in the acute treatment of patients with severe congestive heart failure (abstr.)
Clin. Res. 31, 7A (1983).

13. Faxon, D.P., J.L. Halperin, M.A. Creager, H. Gavras, E.C. Schick, T.J. Ryan: Angiotensin inhibition in severe heart failure: acute central and limb hemodynamic effects of captopril with observations on sustained therapy.
Am. Heart J. 101, 548 - 556 (1981).

14. Fifer, M.A., W.S. Colucci, W.H. Barry, J. Wynne, B.H. Lorell: Comparitive hemodynamic and neuroendocrine effects of nitroprusside and nifedipine in heart failure (abstr.)
Circulation 68 (suppl. III), III - 8 (1983).

15. Flaherty, J.T., P.A. Magee, T.L. Gardner, A. Potter, M.P. Mac Allister: Comparison of intravenous nitroglycerin and sodium nitroprusside for treatment of acute hypertension developing after coronary bypass surgery.
Circulation, 65, 1072 - 1077 (1982).

16. Fox, R.H., O.G. Edholm: Nervous control of the cutaneous circulation.
Br. med. Bull. 19, 110 - 114 (1963).

17. Franciosa, J.A., K.T. Weber, T.B. Levine: Hydralazine in the long - term treatment of chronic heart failure: lach of difference from placebo.
Am. Heart J. 104, 587 (1982).

18. Franciosa, J.A., L.A. Nordström, J.N. Cohn: Nitrate therapy for congestive heart failure.
JAMA 240, 443 - 446 (1978).

19. Galler, M., W. Falkert, D. Schlondorff: Effect of converting-enzyme inhibitor on prostaglandin synthesis by isolated rat glomeruli (abstr.)
Clin. Res. 29, 271 A (1981).

20. Harper, R.W., H. Claxton, S. Anderson, A. Pitt: The acute and chronic hemodynamic effects of prazosin in severe congestive heart failure.
Med. J. Austr. 2 (suppl.), 36 - 38 (1980).

21. Higginbotham, M.B., K.G. Morris, D.A. Bramlet, R.E. Coleman, F.R. Cobb: Long - term ambulatory therapy with prazosin versus placebo for chronic heart failure: relation between clinical response and left ventricular function at rest and during exercise.
Am. J. Cardiol. 52, 782 - 788 (1983).

22. Hollenberg, N.K., H.S. Salomon, D.F. Adams, H.L. Abrams, I.P. Merrill: Renal vascular rersponse to angiotensin and norepinephrine in normal man.
Circ. Res. 31, 750 - 757 (1972).

23. Hollenberg, N.K., D.F. Adams, A. Rashid, M. Epstein, H.L. Abrams, J.P. Merrill: Renal vascular response to salt restriction in normal man. Evidence against adrenergic mediation.
Circulation 43, 845 - 851 (1971).

24. Kudo, S.H., R.J. Cody: Circulatory autoregulation in chronic congestive heart failure: responses to head-up tilt in 41 patients.
Am. J. Cardiol. 52, 512 - 518 (1983).

25. Kluger, J., R.J. Cody, J.H. Laragh: The contribution of sympathetic tone and the renin-angiotensin system to severe chronic congestive heart failure: response to specific inhibitors (prazosin and captopril).
Am. J. Cardiol. 49, 1667 - 1674 (1982).

26. Kramer, B., B. Massie, N. Topic: Controlled trial of captopril in chronic heart failure: a rest and exercise hemodynamic study.
Circulation 67, 807 - 816 (1983).

27. Leier, C.K., P. Huss, R.D. Magorien, D.V. Unverferth: Improved exercise capacity and differing arterial and venous tolerance during chronic isosorbide dinitrate therapy for congestive heart failure.
Circulation 67, 817 - 822 (1983).

28. Levine, T.B., J.A. Franciosa, J.N. Cohn: Acute and long-term response to an oral converting-enzyme inhibitor, captopril, in congestive heart failure.
Circulation 62, 35 - 41 (1980).

29. Markham, R.V., J.R. Corbett, A. Gilmore, W.A. Pettinger, B.G. Firth: Efficacy of prazosin in the management of chronic congestive heart failure: a 6-month randomized, double-blind, placebo-controlled study.
Am. J. Cardiol. 51, 1346 (1983).

30. Murthy, V.S., T.L. Waldron, M.E. Goldberg: The mechanism of bradykinin potentiation after inhibition of angiotensin-converting enzyme by SQ 14,225 in conscions rabbits.
Circ. Res. 43 (suppl.) I, 40 - I, 45 (1978).

31. Oliveri, M.T., T.B. Levine, J.N. Cohn: Abnormal neurohumoral response to nitroprusside infusion in congestive heart failure.
J. Am. Coll. Cardiol. 52, 411 - 417 (1983).

32. Packer, M., J. Meller, N. Medina, R. Gorlin, M.V. Herman: Dose dependence of the hemodynamic responses to nitrate therapy in patients with refractory congestive heart failure (abstr.)
Clin. Res. 27, 192 A (1979).

33. Packer, M., J. Meller, N. Medina, R. Gorlin, M.V. Herman: Equivalent hemodynamic effects of intravenous nitroprusside and high doses of oral isosorbide dinitrate in severe heart failure. (abstr.)
Circulation 59, 60 (suppl. II), II 182 (1979).

34. Packer, M., J. Meller, N. Medina, R. Gorlin, M.V. Herman: Importance of left ventricular chamber size in determining the response to hydralazine in severe heart failure.
N. Engl. J. Med. 303, 250 - 255 (1980).

35. Packer, M., J. Meller, N. Medina, R. Gorlin, M.V. Herman: Dose requirements
of hydralazine in patients with severe chronic congestive heart failure.
Am. J. Cardiol. 45, 655 - 660 (1980).

36. Packer, M., J. Meller, N. Medina, M. Yushak, R. Gorlin: Determinants of drug
response in severe chronic heart failure. I. Activation of vasoconstrictor forces
during vasodilator therapy.
Circulation 64, 506 - 514 (1981).

37. Packer, M., J. Meller, N. Medina, M. Yushak, R. Gorlin: The first dose response
to captopril is superior to the pretreatment plasma renin activity in predicting
its long-term hemodynamic effects in severe heart failure (abstr.)
Am. J. Cardiol. 49, 989 (1982).

38. Packer, M., N. Medina, M. Yushak: Captopril in low renin heart failure: importance
of reactive hyperreninemia in distinguishing responders from nonresponders.
Circulation 68 (suppl. III), III - 130 (1983).

39. Packer, M., N. Medina, M. Yushak, J. Meller: Hemodynamic patterns of response
during long-term captopril therapy for severe chronic heart failure.
Circulation 68, 803 - 812 (1983).

40. Packer, M.: New perspectives on therapeutic application of nitrates as vasodilator
agents for severe chronic heart failure.
Am. J. Med. 74 (6B), 61 - 72 (1983).

41. Packer, M., N. Medina, M. Yushak: Role of the renin-angiotensin system in the
development of tolerance to prazosin in severe heart failure (abstr.).
J. Am. Coll. Cardiol. 3, 559 (1984).

42. Packer, M.: Am. Coll. Cardiol. (1986).

43. Rouleau, J.-L., K. Chatterjee, W. Benge, W.W. Parmley, B. Hiramatsu: Alterations
in left ventricular function and coronary hemodynamics with captopril, hydralazine
and prazosin in chronic ischemic heart failure.
A comparitive study. Circulation 65, 671 - 678 (1982).

44. Sharpe, D.N., J. Murphy, R. Coxon, S.F. Hannan: Enalapril in patients with chronic
heart failure: a placebo-controlled, randomised, double-blind study.
Circulation 70, 271 - 278 (1984).

45. Scroop, G.C., J.A. Walsh, R.F. Whelan: A comparison of the effect of intra-
arterial and intravenous infusions of angiotensin and noradrenaline on the circulation in man.
Clin. sci. 29, 315 - 320 (1965).

46. Stein, L., D.P. Henry, P.R. Foster, J. Statza: Paradoxical increase in norepinephrine
during benefizial prazosin therapy for heart failure (abstr.)
Circulation 59, 60 (suppl. II), II 129 (1979).

47. Swartz, S.L., G.H. Williams, N.K. Hollenberg, T.J. Moore, R.G. Dluhy: Converting-enzyme inhibition in essential hypertension: the hypotensive response does not reflect only reduced angiotensin II formation.
Hypertension 1, 106 - 111 (1979).

48. Swartz, S.L., G.H. Williams, N.K. Hollenberg, L. Levine, R.G. Dluhy, T.J. Moore: Captopril induced changes in prostaglandine production. Relationship to vascular responses in normal man.
J. Clin. Invest. 65, 1257 - 1264 (1980).

49. Zelis, R., D.T. Mason: Comparison of the reflex reactivity of skin and muscle veins in the human forearm.
J. clin. invest. 48, 1870 - 1877 (1969).

50. Zelis, R., D.T. Mason: Isosorbide dinitrate: effect on the vasodilator response to nitroglycerin.
JAMA 234, 166 - 170 (1975).

51. Zelis, R., S.F. Flaim, R.M. Moskowitz, S.H. Nellis: How much can we expect from vasodilator therapy in congestive heart failure?
Circulation 59, 1092 - 1097 (1979).

Sachwortverzeichnis